**Mosaik**
bei GOLDMANN

*Buch*

Schon in der Antike wurden die Einwohner der griechischen Insel Kreta älter als andere Menschen. Und auch heute kommen die typischen Zivilisationskrankheiten dort selten vor. Es sind die Ernährungsgewohnheiten und die Lebensweise, die den Kretern das hohe Alter in voller Gesundheit bescheren.

Kretisches Olivenöl, frisches Gemüse, Hülsenfrüchte, Fisch, Obst, Kräuter, Vollkornbrot, täglich ein Glas Rotwein – und eine große Portion Gelassenheit – schützen wirksamer als jedes Medikament vor Herzinfarkt, Krebs, Gefäßerkrankungen, und sie stärken das Immunsystem. Starkoch Eckart Witzigmann hat traditionelle kretische Rezepte dem Geschmack unserer Zeit entsprechend neu gestaltet und dabei ihre heilende Wirkung bewahrt.

*Autor*

Dr. med. Peter Schleicher ist der anerkannte Spezialist auf dem Gebiet der Immunologie. Er leitet neben seiner Praxis das Institut zur Erforschung neuer Therapieverfahren chronischer Erkrankungen und Immunologie.

Eckart Witzigmanns kulinarische Leistungen eröffneten der deutschen Küche neue Horizonte. So erhielt sein Münchner Lokal »Aubergine« als erstes deutsches Restaurant drei Michelin Sterne. Er wurde mit zahlreichen internationalen Preisen ausgezeichnet und zum »Koch des Jahrhunderts« durch »Gault Millau« gekürt.

# DR. MED. PETER SCHLEICHER

# Die sensationelle Kreta-Diät

Für stärkere Abwehrkräfte,
bessere Gesundheit, ein längeres Leben –
wissenschaftlich bewiesen

Rezepte von
Eckart Witzigmann

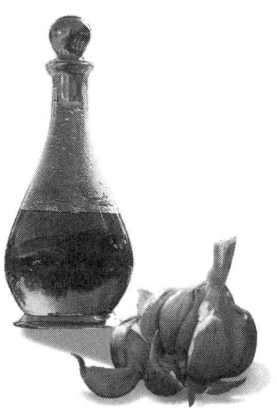

**Mosaik**
bei GOLDMANN

*Bildnachweis*
Archiv für Kunst und Geschichte: 13, 14
Claus Hansmann: 10, 78
Mosaik/Brauner: 3
Mosaik/Newedel: 122, 123, 139, 147, 151, 155, 159, 165, 169, 173, 175
Alle anderen Fotos: Rolf Hayo

*Umwelthinweis*
Alle bedruckten Materialien dieses Taschenbuches
sind chlorfrei und umweltschonend.

Vollständige Taschenbuchausgabe Oktober 2002
Wilhelm Goldmann Verlag, München,
ein Unternehmen der Verlagsgruppe Random House GmbH
© 1999 Mosaik Verlag, München,
ein Unternehmen der Verlagsgruppe Random House
Umschlaggestaltung: Design Team München
unter Verwendung eines Fotos von Rolf Hayo
Redaktion: Ulrike Erbertseder
Rezeptbearbeitung: Monika Kellermann
Satz: Filmsatz Schröter GmbH, München
Druck: GGP Media, Pößneck
Verlagsnummer: 16453
Kö · Herstellung: Max Widmaier
Printed in Germany
ISBN 3-422-16453-2
www.goldmann-verlag.de

3 5 7 9 10 8 6 4 2

# INHALT

# LEBEN
# WIE DIE KRETER

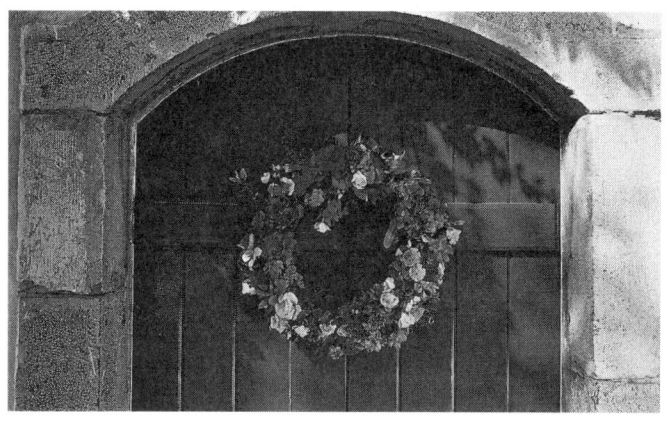

G ötter sind unsterblich – das haben sie den Menschen für alle Zeiten voraus. Sie haben den Menschen aber auch die Fähigkeit geschenkt, durch klugen Umgang mit den Kräften der Natur ihre bemessene Lebensspanne in Gesundheit zu verbringen und bis in ein hohes Alter zu erfüllen.

# EINE NEUE ERNÄHRUNGSWEISE AUS ALTER ZEIT

Vor fast 5000 Jahren herrschte auf der Insel Kreta der sagenhafte König Minos, Sohn des Zeus und der phönizischen Königstochter Europa. Die hatte der Göttervater in Gestalt eines Stiers ihrem Vater entführt, nach Kreta natürlich. Wir kennen diese Geschichte aus der griechischen Mythologie und aus vielen Bildzeugnissen abendländischer Kunst: Europa auf dem Stier.

Wahr an dieser Legende ist, dass schon im 3. Jahrtausend v. Chr. in den kretischen Palästen von Knossos, Phaistos und Malia, die auch Verwaltungssitz, Lagerhäuser für Öl und Wein sowie mediterrane Handelszentren waren, die minoische Kultur entstand. Ein Straßennetz überzog die Insel, Entwässerungs- und Kanalisationsanlagen sorgten für die landwirtschaftliche Entwicklung. Schiffe wurden konstruiert, die die reichlichen Agrarprodukte in den östlichen Mittelmeerraum exportierten und die zivilisatorische Dominanz Kretas sicherten. Von seiner wunderbaren Größe zeugen noch heute viele Denkmale und Funde, und man kann sie staunend betrachten. Tausend Jahre dauerte diese bronzezeitliche Blüte. Flut- und Erdbebenkatastrophen haben sie beendet, die mykenischen Herren vom griechischen Festland übernahmen die Vorherrschaft. Kreta war nur mehr eine der großen Inseln im Mittelmeer, der Luxus war dahin, und seine Bewohner nährten sich karg und bescheiden von den Früchten ihres Landes und seiner Küsten.

Vor kurzer Zeit erst hat man das zweite Wunder Kretas entdeckt: Die Menschen dort erreichen ein ungewöhnlich hohes Lebensalter. Die biblischen 80 Jahre überschreiten sie leicht und werden oft 90 und 100 Jahre alt. So alt kann man nur werden, wenn man wenig anfällig für Krankheiten ist. Und in der Tat: Bei den Kretern sind die typischen Zivilisationskrankheiten unserer Tage wie Herzleiden, Gefäßerkrankungen oder Krebs nur selten zu finden. Sie führen, so kann man daraus schließen, ein gesundes Leben und schöpfen damit ihre natürliche Daseinsfrist bis zur Neige aus.

Das klingt wunderbar und hat doch eine ganz natürliche Erklärung: Es sind die Ernährungsgewohnheiten und die Lebensweise, die den Kretern das hohe Alter in voller Gesundheit bescheren. Und die medizinische Sensation ist: Durch vergleichende Untersuchungen und viele Erprobungen wurde bewiesen, dass man nicht Kreter sein oder wie die Kreter leben muss, um der Segnungen ihrer Lebensart teilhaftig zu werden, das heißt, gesund zu bleiben und Krankheiten zu vermeiden und zu überwinden. Es genügt, die kretische Ernährungsweise und naturgegebene Lebensmittel in den eigenen Lebensplan und Küchenzettel aufzunehmen – als grundsätzliche Richtlinie und zur gelegentlichen Diät. Und das ist eine sehr schmackhafte und natürliche, ja lukullische Küchenpraxis und »Diät«, auch in ihrer Einfachheit das Gegenteil von Fast Food und Fettspeisen.

Warum das so ist, der Körper so lebendig darauf reagiert, das können moderne medizinische Erkenntnisse sehr genau belegen.

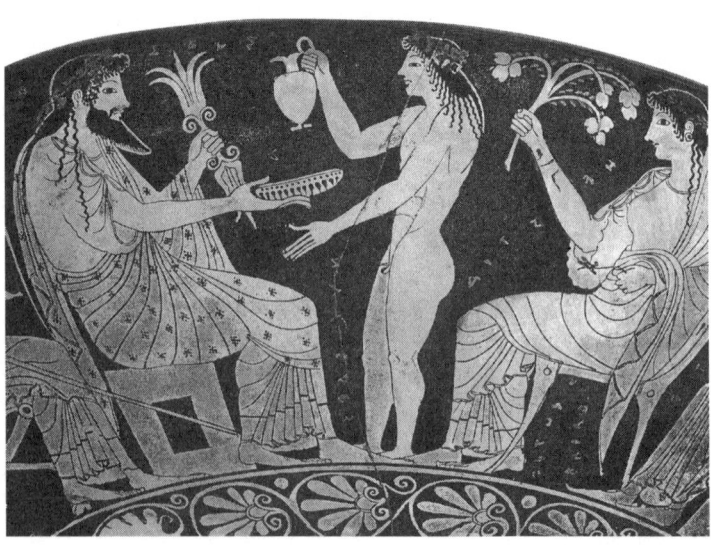

# DER MENSCH IST SO JUNG WIE SEINE GEFÄSSE

**E**s ist schon sprichwörtlich geworden: Der Mensch ist so alt – oder so jung – wie seine Gefäße. Diese scheinbar banale Feststellung hat eine sehr ernste Bedeutung und einen tiefen Hintergrund, wie sich am Beispiel der kretischen Bevölkerung einfach zeigen lässt. Die Sterblichkeitsrate auf Kreta ist kaum halb so hoch wie in vergleichbar entwickelten Ländern, und die Häufigkeit von Herzkrankheiten liegt um mehr als das Zehnfache niedriger! Der Zusammenhang ist für den Mediziner unverkennbar: Kreter werden so alt, weil ihr Gefäßsystem gesund und intakt bleibt.

Gefäßerkrankungen werden in ihrer Bedeutung oft unterschätzt. Das liegt wohl vor allem daran, dass sich die meisten Menschen nicht darüber klar sind, dass schon der Funktionsausfall *eines* Gefäßes symptomatisch darauf hinweist, dass das gesamte System arterieller Gefäße (Schlagadern, Hochdrucksystem) und venöser Gefäße (Blutrückführung zum Herzen, Niederdrucksystem) erkrankt ist.

Das Gefäßsystem unseres Körpers lässt sich in diesem Fall am besten mit dem Wasserleitungssystem eines Hauses vergleichen. Wenn es dort durch Verkalkung zum Verschluss einer einzelnen Rohrleitung kommt, ist das darauf zurückzuführen, dass bereits das ganze Röhrensystem durch Ablagerungen verkalkt ist. Und wenn ein »Wasserrohrbruch« eintritt, so heißt das, dass das Leitungssystem bereits im ganzen Haus durch aggressive Substanzen im Wasser angegriffen und brüchig geworden ist.

Diesem Rohrbruch im Haus entspricht das Platzen eines erweiterten arteriellen Gefäßes im menschlichen Organismus, und es hat oft schlimme gesundheitliche Folgen, wenn die Warnsymptome eines solchen Gefäßverschlusses vom Betroffenen nicht so ernst genommen werden, wie es das körperliche Signal verlangt.

Natürlich altert das Gefäßsystem ebenso wie der gesamte Organismus, und demnach nehmen auch Gefäßerkrankungen mit fortschreitendem Alter zu. Man kann aber auch den Schluss wagen, dass der Organismus deswegen altert, *weil* das Gefäßsystem in zunehmendem Maße verschleißt und verkalkt. Um so wichtiger ist es, *frühzeitig* auf die richtige Pflege und Versorgung des Gefäßhaushaltes zu achten.

Man muss sich klarmachen, welch essenzielle Bedeutung das Gefäßsystem für die Funktion aller Organe und jeder einzelnen Körperzelle hat: Es versorgt sie mit Sauerstoff und Nährstoffen, es transportiert die Abfallstoffe und Verbrennungsstoffe aus den Zellen wieder ab – wie das Frischwasser- und Abwassersystem in einem Haus. Jede Zelle, auch die in unserem Hirn, kann nur so gut funktionieren, wie es die Zufuhr von Sauerstoff und »Brennstoffen« erlaubt. Jede Abwehr von Erkrankungen gelingt nur in dem Maße, in dem das Gefäßsystem die Armaden der Immunzellen (davon später mehr) an den Krankheitsherd heranführt, damit sie dort, wohlorganisiert, den Gegner abwehren und bezwingen können. So wird Gesundheit garantiert und bis ins hohe Alter erhalten.

Sünden, die Sie an Ihrem Gefäßsystem begehen, rächen sich nicht sofort oder bald – doch später und umso schlimmer.

Eine vergleichende Studie ergab, dass unter den Bewohnern Kretas Gefäßerkrankungen zu 95 bis 97 Prozent seltener auftreten als in den USA oder den Ländern Nord- oder Zentraleuropas. Da auch amerikanische Mediziner bei so verblüffenden Ergebnissen statistischen Erhebungen nicht so leicht glauben, haben sie auf ihrem Fachgebiet spezielle Untersuchungen durchgeführt: Sie verglichen in gleichen Versuchsanordnungen Patienten mit vorgeschädigtem Herzen. Das wieder überraschende Resultat: In der kretischen Kontrollgruppe war das Ergebnis um 70 bis 76 Prozent besser als das

Untersuchungen haben gezeigt, dass etwa zwei Prozent der 45- bis 54-Jährigen, aber bereits sechs bis zehn Prozent der 55- bis 64-Jährigen arteriosklerotische Veränderungen der Beingefäße aufweisen. Es wird jedoch leicht übersehen, wie früh solche Gefäßveränderungen einsetzen können: Arteriosklerosezeichen haben amerikanische Ärzte schon bei der Untersuchung gefallener Soldaten *unter 30 Jahren* im Vietnamkrieg der 6oer Jahre festgestellt.

von der amerikanischen Gesellschaft zur kardialen Prävention nach-
gewiesene.

Da erhielt auch die Feststellung ein höheres Gewicht, dass neben
der Arteriosklerosequote auch der Anteil der Tumorerkrankungen
auf Kreta extrem niedrig liegt. Und das war dann nicht mehr allein
auf sorgfältige medizinische Therapiemaßnahmen zurückzuführen,
sondern musste mit der Nährstoffaufnahme und Lebensweise der
Kreter zusammenhängen.

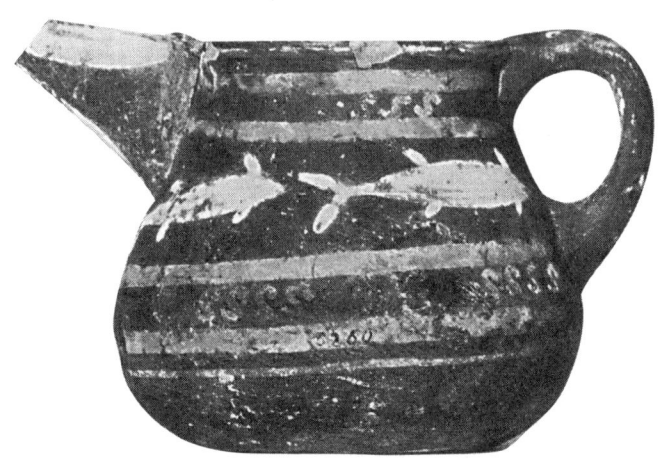

# IN HARMONIE MIT
# DEM GESETZ DES LEBENS

W ie leben und ernähren sich die Kreter? Nun, da muss man wohl über den Tourismusboom der letzten Jahrzehnte auf die jahrhundertealten Gewohnheiten eines kargen Bauern- und Hirtenlandes zurückgreifen. Nur einige Tausend der halben Million Bewohner Kretas profitieren ja an den wenigen Zentren und einigen Küstenorten vom monatelangen Fremdenverkehr. Für die meisten Kreter fällt dabei höchstens ein kleiner Nutzen ab, durch den sie sich – gottlob – kaum von ihrer Lebensart abbringen lassen, denn dann würde es noch schwerer für sie. Landflucht, Arbeitslosigkeit, urbane Wüsteneien – unter diesen Problemen leidet schon ihr griechisches Mutterland, um dessen Metropole Athen sich fast die Hälfte der Bevölkerung staut ...

Der weitaus größte Teil der Kreter lebt im karstigen Inselninnern, an grünenden Hängen, fruchtbaren Tälern und den weniger besuchten Küstenstreifen nach alter Art.

Deren Schilderung mag ein wenig »bukolisch« vorkommen – wie es einst Theokrit (um 300 v. Chr.) und Vergil (70 bis 19 v. Chr.) in ihren Hirtengedichten (Bucolica) besangen. Doch schon damals steckte in diesem Lobpreis natürlicher und einfacher Lebensart einige Ironie; denn es ist nicht nur ein genügsames und gesundes Leben, sondern auch ein hartes und arbeitsames. Bukolisch ist daran allenfalls, dass es uns freundlich und gar wünschenswert scheint – doch würden wir Zivilisationskinder dieses Leben wohl kaum auf uns nehmen. Aber lernen können wir von den Kretern viel und für den Umgang mit unserem Leben eine Menge.

Freilich ist mit dieser Lebensweise auch eine bestimmte familiäre Lebensform verbunden, die sich in unserer aufgeklärten Industriegesellschaft aufgelöst hat. Die kretische ist wie die griechische eine Männergesellschaft, fern im östlichen Mittelmeer, und das ändert sich nur ganz allmählich. Vereinfachungen sind in unserer Schilderung vom Leben auf Kreta nach alter Art also zulässig und nicht ganz unrealistisch.

Der kretische Mann ist Schäfer und Landwirt auf kargem Boden und spärlicher Weide unter stetem Wind und den Strahlen der Sonne. Die Feuchtigkeit versickert rasch; doch jeder Tropfen Flüssigkeit wird unter diesen Naturbedingungen von den Pflanzen aufgenommen und umgesetzt zu ihren Früchten, die sich in der Wärme prächtig entwickeln.

Man steht früh auf in Kreta, wenn das Licht noch weich und die Erde unter dem Nachtmeer kühl ist. Es sind die Morgenstunden, in denen Bauern und Hirten bei ihrer Arbeit vom Zwitschern der Vögel, dem Zirpen der Grillen, den Schreien der Ziegen und Schafe begleitet werden. Tagsüber werden die Tiere stiller, doch der Begleiter erkennt sie am Klang der Halsglöckchen, wenn sie am Hang nach Gräsern und im Schatten der Olivenbäume Kühle suchen. Er liebt diese Erde und genießt die Ruhe in seinen Arbeitspausen. Oft hat er einen Esel, der das Arbeitsgerät, Wasser, Brot und Käse für den Imbiss trägt. Nein, er ruht nicht nur – bukolisch – unter den Zweigen: Er hat schließlich auch eine Herde zu betreuen und zu lenken, die Feldstücke zu harken und zu pflegen, auf ihre Bewässerung zu achten, zur rechten Zeit die reifen Gemüse und Früchte einzusammeln für den täglichen Bedarf und den Markt, von den Mühen der herbstlichen Olivenernte ganz zu schweigen. Der Mann arbeitet, aber er tut es nicht mit dem Einsatz effizienter Maschinen, die ihm nicht zur Verfügung stehen, sondern, so sagt man heute wohl, im Einklang mit der Natur. Mit Händen, Hacke und Schaufel. Ein Vergnügen ist das nicht, denn nahe Quellen sind selten, und die Bewässerungssysteme minoischer Zeit gibt es im »modernen« Kreta längst nicht mehr.

Doch der Abend – ein ebenso früher Abend –, der gehört zum Tag.

Man kommt zurück ins Dorf. Nicht gleich ins eigene Heim, zu Weib und Kind, sondern ins Kapheneion, wo sich die Männer nach getaner Tagesmüh für ein oder zwei Stunden versammeln. Auch diejenigen, die wenig Mühe oder keine Arbeit hatten oder schlicht die Honoratioren des Ortes sind. Denn so sind sie gewohnt, miteinander umzugehen, ein unaufgeregtes Gleichmaß des Ausruhens auch dies, bei einem Glas Limonade, einem Tässchen Kaffee, viel Zigarettendunst und vielleicht einem Becher Wein – einem, selten mehr.

Denn nun wartet zu Hause die Familie mit dem Abendessen, das nach der sparsamen Vesper mit etwas Käse, Brot und Früchten untertags Not tut. Das Mahl ist vor allem aus den am Tag geernteten Pflanzen zubereitet: Auberginen, Artischocken, Portulak, Zucchini, frischen Hülsenfrüchten, Kichererbsen, Dicken Bohnen und Lupinen. Dazu gibt es schmackhaftes Vollkornbrot aus dem Dorf oder dem eigenen Ofen, das großzügig mit dem »Gold des Südens« getränkt, das heißt in Olivenöl getunkt wird. Und Obst, viele frische Früchte …

Fleisch steht selten öfter als einmal in der Woche auf dem Tisch, meist vom Lamm oder Huhn, und oft mit Gemüsen und Teig zu Eintöpfen, Aufläufen, Spießen oder Pasteten verarbeitet; Innereien sind beliebt. Fisch, frisch oder getrocknet aufbereitet, findet man je nach Region ein- oder zweimal wöchentlich auf dem Speisezettel, und häufig sind es Meeresfrüchte.

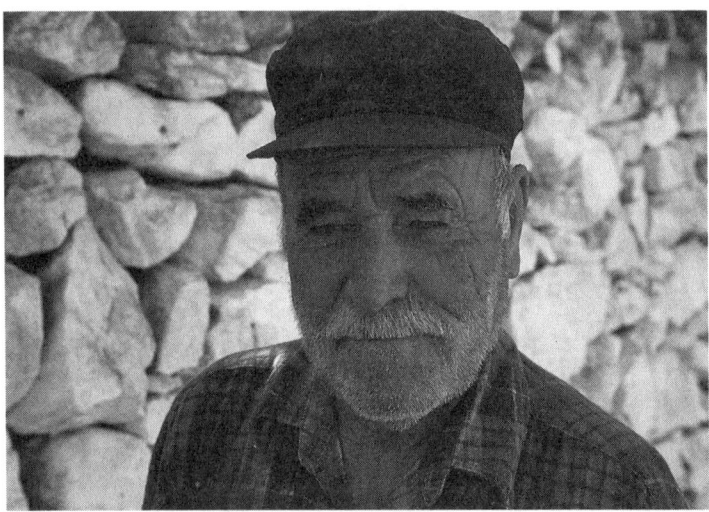

Gewürzt werden diese Speisen reichlich, vor allem mit kräftigen Kräutern. Dem selten üppigen Hauptgericht folgen Salat, Obst oder Gebäck, Datteln oder Nüsse, Gurken- oder Paprikaschnitze. Das passt gut zum selbst angebauten Wein, der das ganze Mahl gemächlich begleitet und abrundet. Es kann ja auch sein, dass man den Abend noch mit einem fröhlichen Tanz in der Runde von Freunden vor Mitternacht beschließt.

Samstags gibt es ein großes Essen im Kreis der ganzen Familie mit Großeltern, Kindern und Freunden. Das dauert lang, man isst langsam und kostet den Genuss und das Beisammensein aus. Am Sonntag versammelt sich das ganze Dorf, Jung und Alt und auch von den abgelegenen Höfen, in der griechisch-orthodoxen Kirche, das gehört zum Ritus und Rhythmus des Lebens. Nach Mittag wird geruht, ehe man sich wieder zu Gesprächen mit Verwandten und Freunden in vertrauter Runde trifft, dazu ein wenig Fleisch grillt und zu den frischen Gemüsen und Früchten und dem Weinkrug auf der Tafel greift, um das Wochenende ausklingen zu lassen.

Es ist ein einfaches Leben, ein bescheidenes, aber selbstbewusstes. Arbeit und Erholung, Einsamkeit und Geselligkeit bilden sich ergänzende Kontraste. Stolz und demütig hat man die Kreter genannt, rau und freundlich. Schon wieder Gegensätze, die doch eines deutlich machen: Diese Menschen wissen sie offenbar natürlich zu vereinen und stehen im Einklang mit sich selbst. Naturell, Lebensart und Ernährungsweise formen hier eine Einheit, die zur außergewöhnlichen Resistenz der Kreter gegen Erkrankungen und zu ihrem hohen Lebensalter beiträgt.

Der Epidemiologe Ory Blackburn hielt sich bei seinem aufregenden Befund ganz nüchtern an statistische Fakten: Die Menschen auf Kreta haben die geringste Wahrscheinlichkeit, an einem Koronarleiden zu erkranken; sie besitzen die niedrigste Sterberate und die höchste Lebenserwartung in der abendländischen Welt. Mediziner und Ernährungsphysiologen haben die Feststellung des amerikanischen Bevölkerungswissenschaftlers auf Ursachen zurückgeführt und mit Zusammenhängen erklärt, die man sich im Abendland auch nutzbar machen kann, ohne Kreter zu sein.

# GESUND MIT DER KRETA-DIÄT

D ie Gründe für solch Aufsehen erregende Lebensdaten liegen also in der typischen Ernährungsweise der Kreter, die sich sogar auffallend – »signifikant« sagen die Wissenschaftler – von den Ernährungsformen im ganzen übrigen Mittelmeerraum unterscheidet. Die Studien waren so angelegt, dass sie zuvor die genetischen Eigenheiten und die Lebensgewohnheiten auf Kreta berücksichtigten, das Gewicht dann aber vergleichend auf die spezifische Ernährungsform legten. Und das Ergebnis ließ nur einen Schluss zu: Es sind die typischen Lebensmittel und deren *häufige* oder *maßvolle* tägliche Verwendung, die den Unterschied ausmachen und die Gesundheit dieses Volkes erklären. Entscheidend sind dabei:

- *Kretisches* Olivenöl
- Hülsenfrüchte, Dicke Bohnen und Lupinen
- Frische Gemüse wie auch Portulak
- Fisch
- Obst
- Kräuter und Heilkräuter

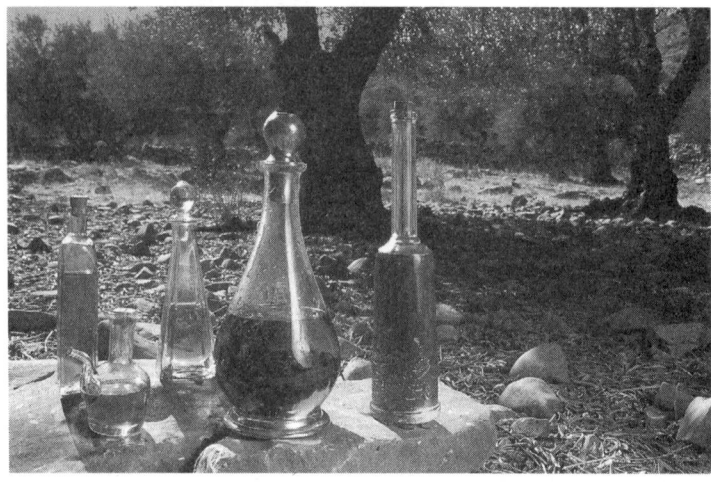

Gutes *kretisches* Olivenöl ist »ein ganz besondrer Saft« – wenn es wirklich nach alter Weise hergestellt wird (siehe Seite 99 ff.). Dicke oder Saubohnen und Lupinen sind – um der botanischen Korrektheit willen sei's gesagt – eine besondere Art Schmetterlingsblütler, auch wenn das für die Küche und den Genuss kaum eine Rolle spielt, und wie Hülsenfrüchte und Gemüse am zuträglichsten in frischer Form. Den Portulak kennt man bei uns eher als winzige Blättchen zum Würzen, doch die kräftige Pflanze kann angerichtet werden wie Spinat. Der Übergang von Würzkräutern zu Heilkräutern ist fließend: Wenn sie in kranken Zeiten heilen, werden die meisten wohl auch an gesunden Tagen schmecken und helfen. Und noch eines wird Ihnen auffallen: Fleisch steht nicht auf dieser Prioritätenliste.

Die moderne medizinische Erkenntnis beschreibt das Geheimnis gesunder Ernährung mit anderen Begriffen: einfach ungesättigte Fettsäuren, Carnitin, Folsäure. Das sind just die Substanzen, die die kretische Ernährungsweise von alters her ausweisen und auszeichnen. Es hat nur – und ist nun darum eine Sensation – ein paar Jahrtausende bis zu der Entdeckung gedauert, dass die Kreter das längst praktiziert und genutzt haben.

Die wissenschaftlich gesicherte Erkenntnis bedeutet freilich auch, dass man nicht auf Kreta leben oder sich allein von den landwirtschaftlichen Produkten dieser Mittelmeerinsel ernähren muss, um deren gesundheitlicher Segnungen und ihres medizinischen Nutzens teilhaftig zu werden. Mit ein wenig Aufmerksamkeit und geringem Aufwand kann man die Grundlagen der kretischen Ernährung den regionalen Verhältnissen und der eigenen Küchenpraxis anpassen.

Die Kreta-Diät ist nicht Kranken-, Entzugs- oder Schlankheitskost, sondern schlicht im klassisch griechischen Sinn eine Lebensweise gesunder Ernährung, bei der Sie freilich ein paar neue Essgewohnheiten einführen. Sie nehmen in Ihren Speisezettel einige wichtige Nahrungsmittel wieder auf, die in westlichen Industriegesellschaften lange Zeit vergessen waren, doch in jedem Reformhaus und guten Supermärkten wieder zu finden sind – wenn Sie auf den ökologischen Anbau achten – und oft preiswerter in türkischen Läden oder Asien-Shops.

Mit Fast Food freilich hat diese Küche nichts zu tun, auch wenn die Speisen aus einfachen Nahrungsmitteln bestehen und viele rasch zubereitet werden können. Auf Genuss müssen Sie nicht verzichten. Der Kochkünstler Eckart Witzigmann hat klassische kretische Rezepte ausprobiert, adaptiert und auf neue Art so kreiert, dass Sie ihnen mit Vergnügen folgen werden.

Abstinenzler sind und waren die Kreter auch nicht – solange bei und zu dem Essen und abends danach bescheiden getrunken wird. Auch hier trifft sich alter Brauch mit neuen Erkenntnissen. Studien und Statistiken in Frankreich, das ja einen ziemlich hohen Weinkonsum zum Mahl aufweist, haben gezeigt, dass ein bis drei Gläser Rotwein täglich nicht nur das Herzinfarktrisiko mindern, sondern – das steht medizinisch im Zusammenhang – auch gegen Todesursachen wie Arteriosklerose und andere chronische Erkrankungen bis hin zu Karzinomen wirken können.

Dies ist allerdings kein Plädoyer für frohgemutes Trinken, nur eines für ausgeglichene und gesunde Lebensart. Auch erfahrene Ärzte müssen sich davon gelegentlich überraschen lassen. Sogar nach einem Herzinfarkt kann durch die kretische Ernährungsweise ein erneuter Krankheitsprozess vermieden, die Gesundheit verbessert, einem weiteren Infarkt vorgebeugt werden. Wenn ich es als Immunologe auf den Punkt bringen soll: Die kretische Ernährung ist eine schmackhafte Küche, in der man alte Traditionen wieder auffindet, die Gesundheit garantieren, und die vor Krankheit schützt, weil sie im Rhythmus der Natur steht.

# ERNÄHRUNG
## VERLÄNGERT
## DAS LEBEN

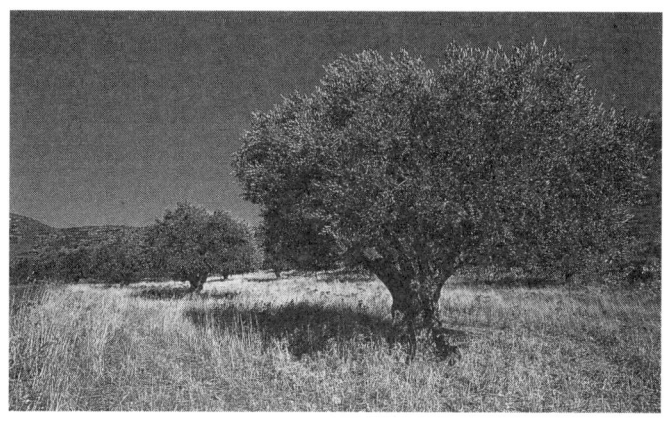

D ie Fortschritte der modernen Medizin haben uns lange glauben lassen, wir könnten jede Krankheit einzeln bekämpfen und ihr mit medizinischen Mitteln begegnen. Nun entdecken wir, dass gesunde Ernährung und ganzheitliche Konzepte die beste Vorbeugung und Heilung darstellen.

# DIE SIEBEN-LÄNDER-STUDIE VON ANCEL KEYS

I n den 50er Jahren hat der amerikanische Forscher Ancel Keys eine wissenschaftliche Langzeitstudie begonnen, mit der über einen Zeitraum von 15 Jahren in sieben verschiedenen Ländern die Sterblichkeitsrate durch Herzgefäßerkrankungen oder Krebs erfasst wurde. Seine Feststellungen hat er in den Jahren 1970, 1980 und 1986 vorgelegt und in einer Zusammenfassung 1991 interpretiert. Dr. Keys ist mit diesen in der medizinischen Welt Aufsehen erregenden Erkenntnissen vom Vorkämpfer zur internationalen Autorität der modernen Ernährungswissenschaft geworden.

Im ersten Schaubild haben wir den Anteil der arteriosklerotischen Erkrankungen in Deutschland den Daten der Keys-Studie gegenübergestellt. Wundern Sie sich nicht, wenn in der »Sieben-Länder-Studie« acht Säulen auftauchen. Keys hat – und wie sich zeigt, mit gutem Grund – bei seiner Untersuchung für Griechenland

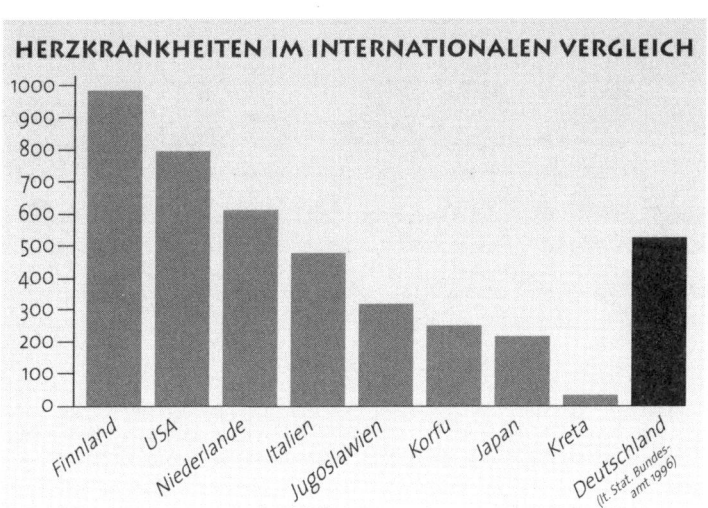

**HERZKRANKHEITEN IM INTERNATIONALEN VERGLEICH**

zwei verschiedene Regionen aufgenommen, nämlich Korfu und Kreta. Hier erkennen Sie deutlich, dass in den Mittelmeerländern Arteriosklerose als Todesursache wesentlich seltener auftritt als in den nördlichen und westlichen (inklusive Deutschland); und dann noch auf Kreta erheblich weniger als in Italien, Jugoslawien oder auf Korfu*. Die Angaben der Tabelle müssen Sie immer auf 100 000 Einwohner bezogen verstehen.

Wir wollen nicht nach Gazettenmanier täglich neue Sensationen kreieren und statistische Durchschnittsergebnisse nicht zu Wundern erklären. Doch wenn sich die Häufigkeit von Herzkrankheiten zwischen verschiedenen Populationen um mehr als das Zehnfache unterscheidet und auf unterschiedliche Ernährungsformen zurückführen lässt, dann ist das schon eine Jahrhundertsensation: Weil es uns alte Einsichten und neue Möglichkeiten eröffnet, durch einfach zu realisierende Lebensweisen gesünder zu leben und den gefürchteten Zivilisationskrankheiten unserer Tage zu begegnen.

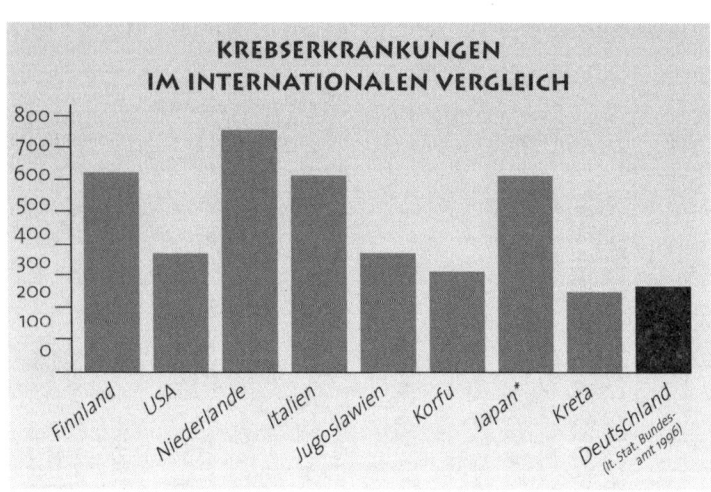

**KREBSERKRANKUNGEN IM INTERNATIONALEN VERGLEICH**

* Japan ist ein Sonderfall. Die Vergleichsstudien der Weltgesundheitsorganisation WHO zeigen, dass Japaner zwar die größte Lebensdauer aufweisen, doch die Sterberate immer noch doppelt so hoch ist wie auf Kreta. In Japan wird wenig Fleisch, aber oft Fisch gegessen, und der Konsum pflanzlicher Proteine (Soja, Tofu, Reis) ist sehr hoch.

Eine der ärgsten, therapeutisch umstrittenen Krankheiten ist Krebs in seinen verschiedenen Formen. Die Keys-Studie hat auch sie in ihren Vergleich einbezogen und eindrucksvolle Daten geliefert.

Häufigkeit und Verlauf von Krebserkrankungen differieren in diesen Ländern sehr deutlich. Und wieder ist die Abweichung in Kreta »hochsignifikant«.

Aus der differenzierten Analyse der Langzeitstudien von Keys ergeben sich folgende Schlussfolgerungen:

1. Die Einwohner der hier erfassten Mittelmeerländer weisen
   - wesentlich seltener arterielle Gefäßerkrankungen und
   - insbesondere weniger *Herz*gefäßerkrankungen auf.
2. Die dadurch bedingte Sterblichkeitsrate ist *signifikant* niedriger als in den Ländern Nordeuropas oder in den USA.
3. An Krebs sterben in den Mittelmeerländern *wesentlich* weniger Menschen als in den nordeuropäischen Ländern, in den USA oder in Japan.
4. Die Sterblichkeitsrate in Kreta liegt *auffallend* niedriger als in allen verglichenen Ländern.

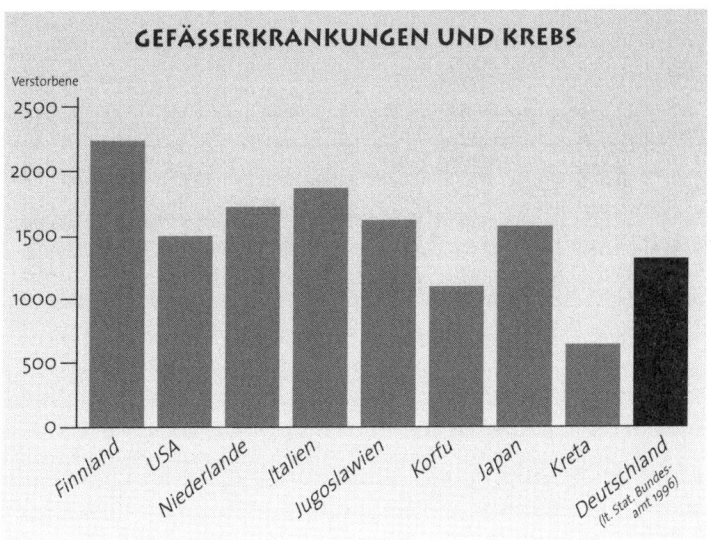

Die detaillierte Auswertung der internationalen Erhebungen und Ergebnisse zeigt, dass sich vergleichbare Bevölkerungsgruppen bei ähnlichem Lebensstandard, adäquater Umweltbelastung und entsprechenden Stressfaktoren signifikant von den erstaunlich niedrigen Risikoquoten der Kreter unterscheiden.

Als Erklärung bot sich nur eine einzige Ursache an, nämlich die Ernährungsweise auf Kreta. Wissenschaftlich präzisiert: die Qualität der Fettstoffe, die chemische Zusammensetzung der Fette und die tägliche Verwendung bestimmter Nahrungsmittel. Diese Praxis offenbart ein so großes wie simples Geheimnis menschlicher Kulturentwicklung: gesunde Ernährung.

Man scheidet selten einfach so dahin – die Todesursache wird vielmehr immer aktuellen Erkrankungen zugeschrieben. Der so genannte Schlaganfall, eine arteriosklerotische Veränderung der hirnversorgenden Arterien, ist in Deutschland die dritthäufigste Todesursache. Bei Menschen, die unter Durchblutungsstörungen in den Beinen klagen, ist zugleich auch die optimale Blutversorgung von Gehirn und Herz nicht mehr gewährleistet. Da kann es kaum noch wundern, dass drei Viertel aller Patienten mit Gefäßerkrankungen an Herzinfarkt oder Schlaganfall sterben. Ihre Sterblichkeitsrate ist doppelt so hoch wie die der Gesamtbevölkerung und ihre Lebenserwartung um zehn Jahre verringert.

Jeder fünfte gefäßkranke Patient stirbt innerhalb der nächsten fünf Jahre. Der Schlaganfall als Folge einer Gehirndurchblutungsstörung steht nach dem Herzinfarkt und den Karzinomerkrankungen an dritter Stelle der Todesursachen. Die Häufigkeit von Herzerkrankungen hat sich in Deutschland in den letzten Jahren verdoppelt, die Infarktsterblichkeit hat sich binnen 20 Jahren auf das Fünffache gesteigert. Männer mit hohem Blutdruck erkranken zweieinhalbmal, Männer mit Übergewicht zweimal häufiger als solche mit »normalen« Werten. Diabetiker haben das doppelte Risiko, Frauen erkranken bei zunehmendem Nikotingenuss immer häufiger.

# INTERNATIONALE KONTROLLSTUDIEN

**B**ei den angeführten Untersuchungen und Tabellen fallen immer wieder die klaren Unterschiede der einzelnen Länder bei den großen Krankheiten unserer Zeit ins Auge. Die Mittelmeerländer schneiden dabei günstiger ab, insbesondere Südfrankreich, Italien und Griechenland. Geradezu Aufsehen erregend bessere Ergebnisse jedoch weist die kretische Bevölkerung auf. Insbesondere hat Kreta – und dies ist die Sensation der Jahrtausendwende – 95 bis 98 Prozent weniger Herzinfarktkranke und nur ein Drittel so viel Krebserkrankungen aufzuweisen wie andere Länder.

Analysiert man die Statistiken genauer, so wird deutlich, dass eben durch die Seltenheit von Gefäßerkrankungen des Herzens und auch durch die geringe Quote an Krebsneubildung die gesamte Sterblichkeitsrate der kretischen Bevölkerung erheblich niedriger ist als in anderen Mittelmeerländern und westlichen Kulturgebieten.

Dieses so genannte »Kretaparadox« hat die Wissenschaftler zu eingehender und tief greifender Ursachenforschung veranlasst. Sie ergab, dass die sehr spezifische Ernährung der Bevölkerung von Kreta zu dieser einmaligen Entwicklung führt. Nicht minder sensationell war bei präzisen Kontrolluntersuchungen die Erkenntnis, dass gefäßkranke Patienten und Menschen mit hohem Risikofaktor nach Umstellung auf die kretische Ernährungsform schon nach sechs Wochen diesen Risikofaktor verloren!

Langzeituntersuchungen in Frankreich belegten überdies, dass sogar bei infarktgeschädigten Patienten nach konsequenter Anwendung der typisch kretischen Ernährung innerhalb von ein bis vier Jahren eine spektakuläre Verbesserung der Überlebensrate eintrat.

Wie sieht nun diese spezifische Ernährungsweise aus? Wodurch unterscheidet sie sich von den Ernährungsgewohnheiten in anderen mediterranen Ländern? Welche praktischen Konsequenzen können wir daraus ziehen?

Die vergleichende Tabelle macht es dem prüfenden Blick deutlich – erst recht, wenn wir dabei die Prioritäten unseres eigenen Speiseplans und Einkaufszettels in Betracht ziehen.

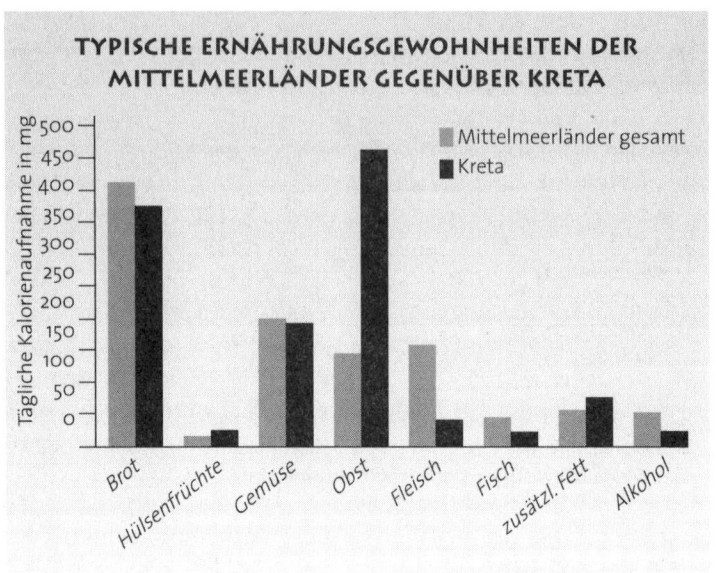

**TYPISCHE ERNÄHRUNGSGEWOHNHEITEN DER MITTELMEERLÄNDER GEGENÜBER KRETA**

Dem Mitteleuropäer fällt zuerst ins Auge, dass der Versorgungsanteil durch Brot, Obst und Gemüse mit Sicherheit höher ist als in unserem eigenen Haushalt. Doch stärker ins Gewicht fallen die kleinen Säulen mit den Abweichungen der kretischen Kost von der mediterranen. Da wird weniger Brot und sehr viel mehr Obst gegessen als andernorts üblich. Auf Kreta wird viel weniger Fleisch verzehrt und sogar weniger Fisch; aber mehr pflanzliches Fett in Form von Olivenöl und einiges mehr an Hülsenfrüchten. Und der Alkoholkonsum liegt deutlich niedriger.

Noch verständlicher werden die Zusammenhänge durch Untersuchungen der auch bei der Ernährung industriell versorgten Konsumgesellschaft in den USA. Die staatliche Gesundheitsorganisation für kardiale Prävention (American Heart Association – AHA) führte mit Einwilligung herzkranker Patienten vergleichende Tests durch, um die Wirkungen und gegebenenfalls Vorzüge der kretischen Ernährung an der von ihr erarbeiteten Herz-Diät messen zu können. Die eine Gruppe hielt sich streng an natürliche kretische Kost, die andere an die medizinisch erarbeitete Ernährungsweise. Das Ergebnis – bitter in jedem einzelnen Fall, doch gleichwohl hoffnungsvoll für viele – überraschte auch die Ärzte.

| | Patienten-zahl | Kretische Diät | Kontroll-gruppe | Unterschiede in Prozent |
|---|---|---|---|---|
| Herztod | 19 | 3 | 16 | 76 |
| Tödlicher Infarkt | 41 | 8 | 33 | 73 |
| Herzinsuffizienz und Thromboembolie | 71 | 14 | 59 | 76 |
| Todesfälle gesamt | 28 | 8 | 20 | 70 |

Diese Studie musste aus ethischen Gründen abgebrochen werden, da die kretische Gruppe so gute Ergebnisse hatte und man den Nachteil der Vergleichsgruppe nicht verantworten konnte.

Bei der kretischen Diät hatten die Patienten also wesentlich größere Überlebenschancen und eine signifikant höhere Lebenserwartung. Statistisch exakt: Das Risiko von Herztod, Herzinfarkt, Embolie, Herzinsuffizienz und die Todesfälle insgesamt waren um 70 bis 76 Prozent geringer. Gefäßerkrankungen traten in dieser »kretischen« Kontrollgruppe um 95 bis 98 Prozent seltener auf als bei Patienten, die sich nach den Regeln der empfohlenen Herz-Diät ernährten.

Kein Medikament der Welt erreichte bisher auch nur annähernd dieses Ergebnis. Daher kann man wohl ohne Scheu und Gänsefüßchen sagen: Dies ist eine Sensation zum neuen Jahrtausend.

# IMMUNOLOGISCHE ERKENNTNISSE

Im gleichen Zeitraum dieser pragmatischen medizinischen Erfahrungen ist die immunologische Forschung mit rasanter Geschwindigkeit in tiefere wissenschaftliche Ebenen und Zusammenhänge vorgedrungen. In den führenden Forschungszentren der Welt wurden neue Erkenntnisse über die Entstehung und Auslösung von Arteriosklerose aus immunologischer Sicht gewonnen. Ebenso deutlich und signifikant zeigte sich die enge Verbindung von Krebsbildung und körpereigener Abwehr.

Und wieder wie durch Zufall oder wie von selbst entdeckte man die hohe immunologische Wirksamkeit verschiedener für den Menschen lebensnotwendiger essenzieller Fettsäuren als »Immunharmonisatoren«, welche die immunologische Auslösung von Arteriosklerose ebenso wie die Entstehung von Krebs beeinflussen kön-

**IMMUNOLOGIE** (lat./griech.) oder Immunitätslehre: Die Wissenschaft von der Immunität und den immunbiologischen Reaktionsweisen des Organismus.

**IMMUNITÄT:** Die erhöhte Abwehrfähigkeit, die ein Lebewesen nach einem Kontakt mit Krankheitserregern oder nach einer Vergiftung erwirbt und die es gegen erneute Erkrankungen der gleichen Art schützt. Jeder Körper setzt sich tagtäglich mit Substanzen auseinander, die gegen ihn gerichtet sind, so genannten Antigenen. Neben Bakterien, Viren und Pilzen gehören auch Staubpartikel, Pollen, Schadstoffe etc. zu den Antigenen. Sobald der Körper diese feindlichen Fremdsubstanzen erkennt, bildet er gegen sie Antikörper aus.

**ANTIKÖRPER** neutralisieren die eingedrungenen Antigene und wehren sie ab. Diese Abwehrreaktion verläuft harmonisch und gewährt ein Leben lang Gesundheit. Treten im Abwehrsystem jedoch Disharmonien auf, so entstehen Entzündungskomplexe, die neben Gelenken, Lunge und Nerven auch Blutgefäße schädigen können.

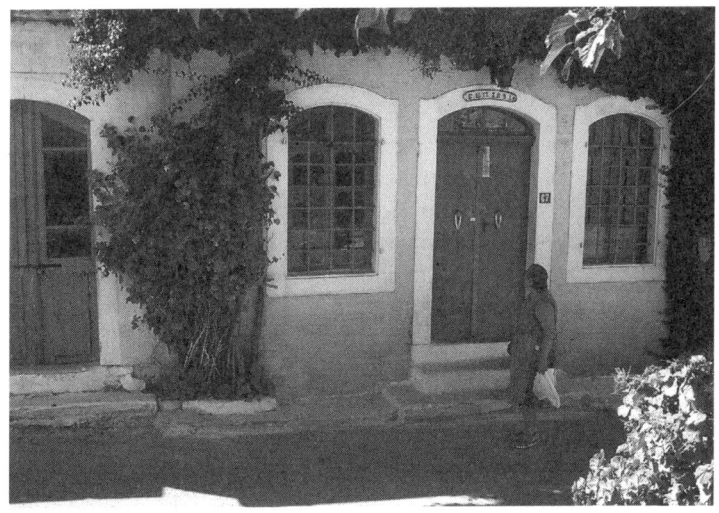

nen. Setzt man diese besonderen Fettsäuren durch entsprechende Ernährung richtig ein, so dienen sie natürlich ebenso der Abwehr und Vorbeugung gegen solche Erkrankungen. Auch dies ist eine aufregende Erkenntnis langjähriger Forschung mit Hilfe neuer Technologien, die für das kommende Jahrtausend ungeahnte therapeutische Möglichkeiten eröffnet: Eine neue Ernährungsweise stärkt – hochsignifikant – das körpereigene Abwehrsystem, verhindert die Krankheitsfolgen moderner Zivilisation und verlängert das Lebensalter – vielleicht in kretisch-biblische Dimensionen: auf 80 bis 100 Jahre.

# DIE SCHUTZTRUPPEN UNSERES KÖRPERS

Wie jedes lebendige Wesen wehrt sich unser Körper gegen Angriffe, die seine Funktion gefährden, und passt sich mit diesem Vorbehalt gleichzeitig dynamisch seiner Umwelt an. Wenn wir dieses Prinzip begriffen haben, sind uns auch die Aufgaben und Ziele des organischen Immunsystems klar: Es wehrt »Krankheiten« jeglicher Art – also Beeinträchtigungen seiner Selbsterhaltung – ab. Bei intakter Funktionsweise und Abwehr gelingt das immer.

Entwicklungsgeschichtlich hat sich der Mensch in einer – teils selbst geschaffenen – Umwelt zu behaupten, gegen die er sich abgrenzen und schützen muss. Darum hat sein Organismus eine ganze Reihe von Möglichkeiten entfaltet, Schadstoffe auf immunologischem Wege zu eliminieren und zu bekämpfen. Dazu setzt das Abwehrsystem zwei Schutzmechanismen ein:

- gegen äußere Gefährdung und
- gegen Gefahren innerhalb des Systems.

Das größte Schutzsystem gegen äußere Gefährdung bildet die Haut. Bei jedem Kontakt, jeder Attacke, jeder Verletzung der Hautschicht wird eine Abwehrreaktion eingeleitet.

Im Inneren des Körpers setzen sich diese Abwehrbarrieren fort. Sie beginnen im Mundbereich, folgen dem Magen-Darm-Trakt und enden im Dickdarm. Das wichtigste immunologische Organ dieser Auskleidung ist die Schleimhaut, die den ganzen Verdauungsbereich durchlässig mit Filterporen und Aktivsaugnäpfen abschottet.

Um das System noch sicherer zu organisieren, sind zusätzliche Kampfpunkte eingebaut: die Mandeln, die eigene Schutztruppen ausbilden; Reservestationen im Hals-Nasen-Rachen-Raum, in denen Abwehrzellen auf ihren Einsatz warten. Und noch am Ende des Verdauungstrakts, im Enddarm, liegen, groß eingebettet in dessen Schleimhaut, radarförmige Zentren, die jeden Gegner abtasten.

In der Lunge, der Blase und den Geschlechtsorganen sind die gleichen Abwehrmechanismen angelegt. Was »Anpassung« bedeutet, macht das Lungensystem klar: Da es immer größeren Belastungen durch Schadstoffe ausgesetzt ist, hat es seinen eigenen Trick zur Immunisierung entwickelt: Alle Immunzellen sind dort hintereinander angeordnet, so dass die Warnsignale sofort aufleuchten und die Abwehrmaßnahmen unmittelbar einsetzen können. Damit diese aggressiven Kampfzellen nicht die Lunge selbst attackieren, werden sie zuerst an den Schadstoff gebunden und entfalten erst dann ihre zerstörende Kraft!

Im Blasen- und Geschlechtsbereich unseres Körpers ist die ganze auskleidende Schleimhaut mit hochwirksamen Abwehrzellen durchsetzt, vor denen es kaum ein Entrinnen gibt. Sie treten in Aktion, sobald Bakterien und schädigende Substanzen auftauchen, und setzen sie außer Kraft.

Zur essenziellen Arbeit unseres Immunsystems zählt auch die Reparatur von veränderten Zellen in der gesamten Organstruktur. Krebs verursachende Fremdsubstanzen erzeugen so genannte Erbspiralbrüche: Das sind Brüche in der Grundstruktur der DNS/DNA-Spirale, die bei der Zellvermehrung eine genetische Veränderung zur Ausbildung von Karzinomen bewirken. Das Immunsystem kann

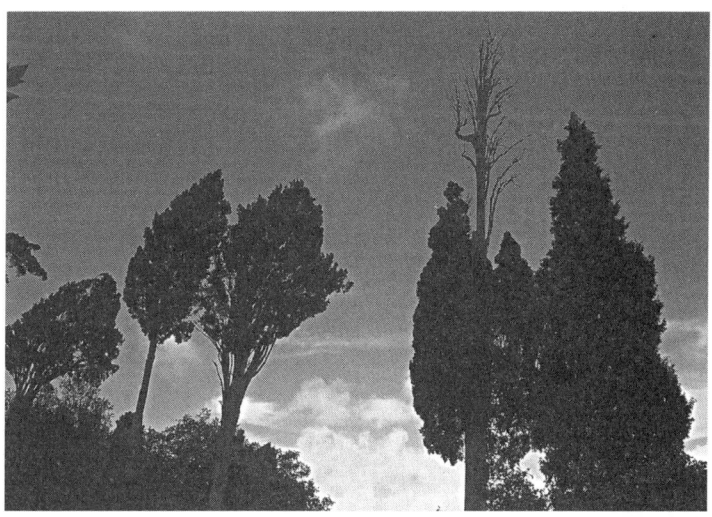

diese schadhaften Erbveränderungen korrigieren und verhindert damit eine Krebsentstehung. Gelingt diese Reparatur falsch eingebauter Eiweißfolgen in der Erbspirale nicht, so werden die veränderten Zellen vielleicht noch durch »Killerzellen« zerstört – oder das Karzinom bricht aus.

Im Kampf gegen all diese äußeren und innerlichen Schädigungen arbeitet unser Immunsystem – wie im Krebsbeispiel sichtlich – mit abgestuften Abwehrmechanismen, die aber nur dann optimal funktionieren können, wenn sie im richtigen Verhältnis vorhanden, gepflegt und eingestellt sind.

Sie haben Recht: Das klingt ziemlich »kryptisch«, für den Laien schwer verständlich. Sagen wir es also unmissverständlich: Sie brauchen bei einschlägigen Problemen persönlichen Rat und sachkundige Hilfe eines auch immunologisch versierten Arztes, der untersuchen und feststellen kann, wie weit in Ihrem individuellen Organismus das Immunsystem von

- Abwehrzellen,
- Abwehrantikörpern und
- so genannten Fresszellen

in Einklang steht. Solange es funktioniert und dem Gesetz der Harmonie gehorcht, bleiben Ihnen Gesundheit und ein langes Leben erhalten.

# MODERNE GEFAHREN FÜR DIE GESUNDHEIT

W enn man die statistischen Befunde der letzten Jahrzehnte betrachtet und vergleicht, so zeigt sich eine sehr eigenartige, fatale Entwicklung:

- Eine Zunahme der *Allergien* um 30 Prozent bis zum Jahr 1995 hatte das Bundesamt für Statistik schon 1989 vorausgesagt. Die Befürchtungen sind in kürzerem Zeitraum übertroffen worden. Heute leiden bereits 30 bis 40 Prozent der Bevölkerung unter allergischen Erkrankungen.

- *Rheuma* wird in diesen 90er Jahren als die teuerste Krankheit der Welt bezeichnet. Durch Rheuma entsteht der globalen Wirtschaft pro Jahr ein Verlust von zehn Millionen Arbeitstagen.

- Die *Infektanfälligkeit* nimmt ständig zu und erstreckt sich immer mehr auf jüngere Patienten, Jugendliche und Kinder. Die Kosten für die Behandlung und durch Arbeitsausfall belaufen sich auf 26 Milliarden Mark im Jahr.

- *Krebsleiden* weiten sich trotz aller intensiven Bemühungen und Forschungsprojekte immer mehr aus. 1994 wurde eine Zunahme der Sterblichkeitsrate um 30 Prozent allein durch Brustkrebs festgestellt.

- Mit der Ausbreitung von *Viruserkrankungen*, insbesondere AIDS, ist eine neue weltweite Seuche aufgetaucht, die erst langsam, dann aber sprunghaft um sich griff. Neben der immunologischen Erkrankung *Aquired Immune Deficiency Syndrome*, deren Erreger noch nicht gefunden ist, haben jedoch auch andere Viren plötzlich schreckliche Bedeutung gewonnen. *Epstein-Barr Virus*, *Zytomegalie-Syndrom* und *Herpes Virus 6* stören das Immunsystem, wie man heute weiß, auf höchst empfindliche Weise. Ihre Folgen sind chronische Erschöpfungszustände, gepaart mit Infektanfälligkeit, depressivem Syndrom und innerer Unruhe, also auch psychischen Komponenten. Zur Zeit sind an diesem chronischen Erschöpfungszustand nach groben Schätzungen sieben bis zehn Millionen Menschen erkrankt, die meisten weniger als 40 Jahre alt und weitgehend arbeitsunfähig.

Um diese fatalen Entwicklungen zu stoppen und umzukehren, sind neue medizinische Erkenntnisse und neue Therapieformen aus der Immunologie notwendig. Wie so oft in der Geschichte menschlicher Wissenschaft, fand zur rechten Zeit ein bedeutender Forscher eine Möglichkeit, das Abwehrsystem unseres Körpers messbar zu machen: der früh verstorbene Molekularbiologe George Köhler, der am Max-Planck-Institut für Immunbiologie in Freiburg arbeitete. 1974/75 entwickelte der junge Gelehrte zusammen mit César Milstein den »monoklonalen Antikörper«, wofür die beiden zehn Jahre später den Nobelpreis erhielten.

Mit der Produktion und Nutzung der monoklonalen Antikörper wurde eine neue Ära medizinischer Möglichkeiten eingeleitet. Infektanfälligkeit lässt sich derzeit bereits mit einer Erfolgsquote von 85 Prozent immunologisch behandeln. Bei bestimmten Tumorformen wie Darmkrebs, Brustkrebs, Hirntumor, Nierentumor, Prostatakrebs oder Krebs des Lymphsystems werden durch neue spezifische immunologische Therapieverfahren Heilerfolge von 40 bis teilweise

### MONOKLONALE ANTIKÖRPER

Diese Substanz macht es möglich, sämtliche Abwehrzellen des Organismus, die bisher der wissenschaftlichen Erkenntnis entgangen waren, zu markieren und damit messbar zu machen. Das geschieht durch ein lasergesteuertes Gerät, das mit hoher Treffsicherheit exakte Aussagen über das körpereigene Abwehrsystem erlaubt, und zwar ganz detailliert auf den Tag und die Situation bezogen. Somit sind auch alle Einflussgrößen bewertbar: chemische Pharmaka, Naturheilstoffe, Schadstoffe, psychische Einflüsse. Aus der Wirkung dieser Substanzen auf das Immunsystem kann man genau bestimmen, wie die Entwicklung zu chronischer Krankheit oder aus der Erkrankung heraus verläuft. Entscheidend ist dabei die Erkenntnis: Bei anhaltender Veränderung des Immunsystems folgt chronische Krankheit – und nur wenn diese »chronische Verstellung« der körpereigenen Abwehr behoben werden kann, verschwindet auch die chronische Erkrankung.

90 Prozent möglich. Allergien können zu 70 bis 90 Prozent ausgeheilt werden. Und man hat durch diese Überprüfungsmethode sensationelle Einsichten in gesunde Ernährungsformen gewonnen, die ein Lebensalter von mehr als 100 Jahren erwarten lassen.

Insbesondere zur Entwicklung von Arteriosklerose sind durch intensive russische Forschungsprojekte weitere Zusammenhänge aufgedeckt worden. Dabei zeigte sich deutlich, dass das subjektive Urgefühl von Gesundheit immer mit der Harmonie der Immunantwort zusammenfällt.

**IMMUNANTWORT**
Das Immunsystem schwingt mit allen Abwehrzellen harmonisch um eine Mittelachse und verlässt diese nur im Abwehrkampf. Bei dieser Immunantwort treten auch Krankheitssymptome auf. Gelingt die Abwehr nicht, so ist die Harmonie des Systems zerstört, und es entsteht chronische Krankheit. Die harmonische Schwingung um die Mitte ist nur (wieder) hergestellt, wenn alle Abwehrzellen im richtigen Verhältnis zueinander stehen.

Solange das Immunsystem in einer harmonischen Verteilung jeden Angriff abwehren kann, verschleißt es sich nicht und gewährt ein langes Leben auf hohem Gesundheitsniveau. Wird dieses System jedoch durch viele Faktoren negativ beeinflusst und verliert seine Mitte und die harmonische Schwingung, so entstehen krankmachende Endprodukte, so genannte Immunkomplexe. Sie können sich an der Innenseite der Gefäßwand festlegen und lösen damit eine Entzündung an der Gefäßauskleidung aus.

Dieses kleine Schweißloch, durch ein Torpedo des Immunkomplexes hineingebrannt, wird dann zur Schwachstelle und Ansatz für die Ablagerung von Cholesterinen und Salzen, mit der die Verkalkung ihren Fortgang nimmt. Ist das System der körpereigenen Abwehr überlastet und fortgeschritten geschädigt, können auch die Fresszellen des Systems, die normalerweise Cholesterin abbauen, diese Aufgabe nicht mehr erfüllen. Krankmachende Fette häufen sich an, der Verlauf der Arteriosklerose wird beschleunigt.

**IMMUNKOMPLEX**

Die abwehrenden Antikörper ziehen die feindlichen Antigene im Immunkomplex an sich, dem auch Entzündungsenzyme angekoppelt sind. Berührt der Immunkomplex Gewebe, so werden diese Enzyme aktiviert und zerstören das Substrat – zum Beispiel eine Gefäßinnenwand mit der Folge von Arteriosklerose.

Aus den jüngsten Statistiken wissen wir, dass bei mehr als der Hälfte der Bevölkerung allergische Grunderkrankungen vorliegen. Das bedeutet: Zu über 50 Prozent funktioniert die Immunantwort nicht richtig, die Harmonie des organischen Abwehrsystems ist gestört. Dies erklärt auch die rückläufige Lebenserwartung in unseren Breiten und die Zunahme chronischer Erkrankungen gerade in den jüngeren Bevölkerungsgruppen.

Der Mensch ist so gesund und so jung wie seine Gefäße. Die wachsende immunologische Disharmonie und dazu im besonderen die falsche Ernährungsweise machen deutlich, weshalb sich die gesundheitliche Verfassung in den letzten Jahrzehnten so drastisch verschlechtert hat.

Es gibt weitere, begleitende Faktoren, die die körpereigene Abwehr ebenfalls schädigen und zivilisationsbedingte Ursachen offensichtlich machen:

- Identitätsverlust
- Distress
- Integrationskonflikte
- Verlusterlebnisse
- Psychosoziale Konflikte
- Bewegungsmangel ebenso wie

- Hochleistungssport
- Pharmaka
- Strahlenbelastung
- Mangelerkrankung
- Toxine/Umweltgifte
- Schwermetalle

# ABWEHRSCHWÄCHEN
# DES IMMUNSYSTEMS

D as in sich so stabile und gut funktionierende Abwehrsystem kann krankhaften Veränderungen unterliegen. Wir wollen jene Immunschwächen betrachten, die im Laufe eines Lebens durch Fehlverhalten »erworben« werden: Denn wenn über einen längeren Zeitraum die veranlagten emotionalen (Emotion), hormonellen (Endokrinium) und immunologischen (Immunologie) Werte kontinuierlich gestört werden, dann ist Krankheit die Folge.

Die Abbildung auf Seite 40 zeigt, welche Brüche durch die Aushebelung der organischen Regulationsmechanismen entstehen.

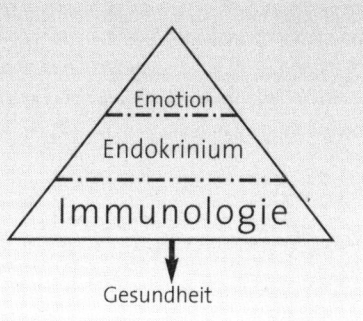

Immunologie, Endokrineum und Emotion sind durch Regelkreise miteinander verbunden und beeinflussen sich untereinander. Gehorchen sie dem Gesetz der Harmonie, erhalten sie die Gesundheit.

Emotion
Endokrinium
Immunologie
Gesundheit

Unser zelluläres Abwehrsystem wird von Hormonen reguliert, zum Beispiel Cortison, Adrenalin oder Sexualhormonen, die von den Nebennieren und Geschlechtsdrüsen produziert werden. Diese Drüsen wiederum sind durch übergeordnete Regelorgane wie die Zirbeldrüse gesteuert. Und darüber liegt noch einmal eine emotionale Instanz, das limbische System. Diese drei Systeme beeinflussen sich gegenseitig und schaffen bei normaler Funktion eine harmonische Immunantwort: Gesundheit.

In der Tabelle auf Seite 40 sind die Einflussfaktoren, die unser Im-

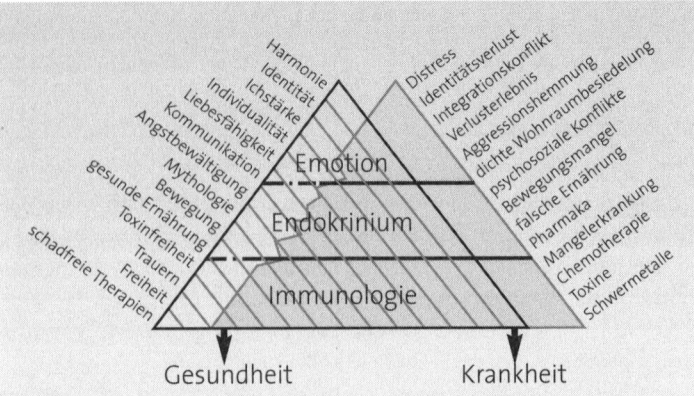

Harmonie
Identität
Individualität
Liebesfähigkeit
Kommunikation
Angstbewältigung
Mythologie
Bewegung
gesunde Ernährung
Toxinfreiheit
Trauern
Freiheit
schadfreie Therapien

Distress
Identitätsverlust
Integrationskonflikt
Verlusterlebnis
Aggressionshemmung
dichte Wohnraumbesiedelung
psychosoziale Konflikte
Bewegungsmangel
falsche Ernährung
Pharmaka
Mangelerkrankung
Chemotherapie
Toxine
Schwermetalle

Emotion
Endokrinium
Immunologie

Gesundheit                    Krankheit

Sind die Regulationsmechanismen zwischen Immunologie, Endokrineum und Emotion gestört oder aufgehoben, folgen eine pathogene Immunantwort und Krankheit. nach Dr. Peter Schleicher

## ERWORBENE IMMUNSCHWÄCHEN

| *Ursachen* | *Verhindert durch* |
|---|---|
| Distress | Harmonie, gesunder Stress |
| Identitätsverlust | Identität |
| Integrationskonflikt | Integrationsfähigkeit |
| Verlusterlebnis | Trauer |
| Aggressionshemmung | gesunde Aggression |
| psychosoziale Konflikte | psychosoziale Einbindung |
| dichte Wohnraumbesiedelung | gesunde Baubiologie |
| Bewegungsmangel | gesunder Sport |
| falsche Ernährung | gesunde Ernährung |
| Pharmaka | schadfreie Medikation |
| Strahlen | gesunde Geopathie |
| Mangelerkrankung | Substitutionstherapie |
| Chemotherapie | Immuntherapie |
| Toxine | gesunde In- und Umwelt |
| Schwermetalle | Entgiftung, Prävention |

munsystem stören und die es wieder ins Lot und zur Harmonie bringen können, aufgelistet und gegenübergestellt.

Durch andauerndes Fehlverhalten kann jeder einzelne dieser verursachenden Faktoren immunschädigend wirken.

- Antibiotika, zum Beispiel Tetrazykline, rauben den wichtigsten Fresszellen der organischen Abwehr die Orientierungs- und Bewegungsfähigkeit; eine zielgerichtet schnelle und effektive Abwehr ist dann nicht mehr möglich, ihr flexibler Einsatz gehemmt.
- Anhaltender Stress der krankmachenden Sorte bewirkt über eine Veränderung der Nebennierenfunktion eine Änderung im Cortisonhaushalt und kann die zelluläre körpereigene Abwehr direkt beeinflussen.
- Ein Zuviel an Cortison schwächt die Immunantwort, und die Fresszellen werden beeinträchtigt. Bei zu wenig Cortison kommt es zu einer überschießenden Immunantwort; Allergien, Rheuma, Multiple Sklerose oder Asthma können die Folge sein.
- Falsche Ernährung und Bewegungsmangel führen zur Mesenchymverschlackung: Das Mesenchym ist ein Zwischengewebe im Körper und Umschlagplatz jeder immunologischen Reaktion.

Ist unser Immunsystem geschwächt und krankhaft verändert und haben sich bereits Krankheiten entwickelt, dann gelingt ein effektiv heilsamer Therapieansatz nur durch die Wiederherstellung eines gesunden Immunsystems. Dabei nutzt man seine Fähigkeit, auf Reize von außen mit einer Immunantwort zu reagieren. Setzt man diese Reize durch die in großer Vielzahl neu entwickelten immunologischen Substanzen über die Mundschleimhaut, die Vene, die Haut oder die Muskulatur ein, so aktiviert sich das System: Neue Abwehrzellen werden gebildet. Gelingt der Immunreiz, kehren nach der Behandlung nicht selten wieder normale Immunverhältnisse ein. Die Krankheit ist überwunden, das Wohlgefühl wiederhergestellt.

Mit dieser Unterstützung kann das Immunsystem die Ursachen der Störung ausräumen. Um jedoch eine dauerhafte Heilung zu gewährleisten, müssen anschließend ganzheitsmedizinische Therapiekonzepte die Ursachen des »erworbenen« Defekts ausschalten.

# DAS GESETZ DER HARMONIE

A uch für unser Immunsystem gilt das Gesetz der Harmonie. Alle Abwehrzellen haben ihre bestimmte Funktion. Sie sind in genauer Anzahl und in einem ausgewogenen Verhältnis zueinander vorhanden und stehen miteinander in kommunikativer Verbindung. Dieses harmonische Verhältnis verändert sich nur dann, wenn ihnen ihre vorbestimmte Aufgabe zuteil wird, Krankheiten abzuwehren. Sobald dieser Störfall allerdings wieder behoben ist, schwingt das System wieder in seinen ursprünglichen harmonischen Zustand zurück.

Aus der Betrachtung dieser immunologischen Schwingungsvorgänge kann man den Schluss ziehen, dass unser Immunsystem harmonisch in *kosmische Gesetzmäßigkeiten* eingebettet ist: in einen Biorhythmus. Wird diese Harmonie durch Einflüsse von außen anhaltend gestört, so »äußert« sich das als Krankheit. Die Folge einer andauernden Disharmonie des Immunsystems kann Siechtum oder Tod bedeuten. Grundlegende – oder durchgreifende – immunologische Therapien zur Erhaltung – oder Wiederherstellung – der orga-

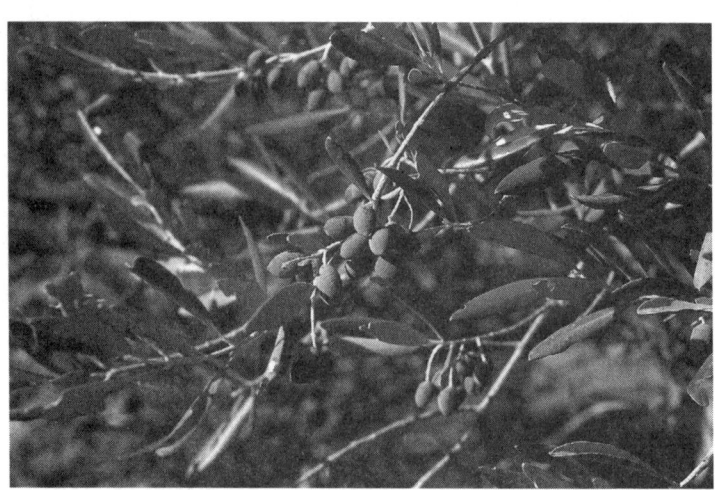

nischen Gesundheit sind somit nur möglich, wenn *ganzheitsmedizinische Konzepte* angewandt werden.

Die Ursache für Immunblockaden und Abwehrschwächen können unentdeckte *Infektionsherde* im Körper sein. Ein entscheidender Faktor für gravierende Immunstörungen und -blockaden liegt aber auch in der drastischen Zunahme von *Umweltverschmutzung*, *Bewegungsarmut* und *falscher Ernährung*.

Was so feinsinnig als »Umweltbelastung« bezeichnet wird, bedeutet schlicht: Immer mehr Gifte und Schadstoffe werden in Nahrung, Luft und Wasser abgelagert und geraten damit in den biologischen Kreislauf des menschlichen Körpers. Dort werden sie gespeichert und in teilweise gefährlichen Konzentrationen angereichert. Sie sammeln sich im Mesenchym an, dem Unterhautgewebe, das alle Organe des Körpers durchzieht und ihm als wichtiges Regulationssystem dient. Durch die Einlagerung solcher Gifte wird diese Funktion des Mesenchyms blockiert. Die Gefäße verschlacken, Arteriosklerose tritt ein.

Unser Immunsystem kann aber ebenso durch *psychische Einflüsse* wie ungesunden Stress, psychosoziale Belastungen und Konflikte, Identitätsverlust, Integrationskonflikte, Verlusterlebnisse und Aggressionshemmungen gestört werden.

Bei diesen Faktoren dürfen wir die Auswirkungen der Arbeitssituation und der Wohnkultur nicht übersehen, die man oft zu Recht belastend nennen muss. Die Gestaltung des Arbeitsplatzes, die Nähe oder Distanz zu Kolleginnen und Kollegen, Vorgesetzten oder Untergebenen spielen für das subjektive Wohlgefühl von Harmonie – und die persönliche Leistungsfähigkeit! – eine kaum zu unterschätzende Rolle. Der eigene Wohnraum, wie immer man ihn einrichtet, kann durch räumliche Enge auch auf familiäre Beziehungen bedrückend wirken und »disharmonische« Folgen auslösen. Dass eine zu dichte Wohnbesiedelung ernsthafte soziale wie psychosomatische Probleme auslösen kann, ist lange erwiesen; sie führt auch zu Immunschädigung und Krankheit.

Dazu kommt die *falsche Ernährungsweise*. Überhöhter Konsum von Fleisch und abträglichen Fetten, zu viel Weißmehl und Industriezucker können über einen längeren Zeitraum die körpereigene

Abwehr so sehr beeinträchtigen, dass der Organismus zwar nicht sofort, aber mit Spätfolgen krankhaft reagiert. Mangelerkrankungen, die sich auch in Wohlstandsgesellschaften durch die Unterversorgung mit essenziellen Fettsäuren, Vitaminen und Spurenelementen häufen, schwächen gerade dort das Immunsystem. Chemotherapie, Toxine und Schwermetalle belasten die körpereigene Abwehr zusätzlich.

Zählt man all diese Komponenten zusammen, so erweisen sich die *Umweltfolgen unserer Zivilisation* als Hauptfaktor für die Blockierung und Störung des menschlichen Immunsystems. Seine von der Natur vorgegebene Harmonie ist außer Kontrolle geraten.

Normalerweise müsste ein Organismus jede Infektion mit seiner eigenen Abwehrkraft beheben können. Das ist die Weise, in der alle Tiere und Pflanzen ihr Überleben sichern. Dass vielen Menschen dies nicht einmal mehr mit Hilfe der naturwissenschaftlichen Erkenntnisse und pharmazeutischen Mitteln gelingt, ist ein alarmierendes Zeichen.

Neueste Untersuchungen zeigen, dass etwa 85 Prozent aller chronisch Kranken ein mangelhaftes, nicht mehr flexibel reagierendes Immunsystem haben. Darum sind in den letzten Jahren die therapeutischen Erfolge bei chronischen Erkrankungen so drastisch zurückgegangen. Nur bei einem intakten Immunsystem kann ein Arzt erfolgreich behandeln – und weil diese Voraussetzung immer seltener gegeben ist, nehmen die chronischen Krankheiten weiter zu. Auch bei der Behandlung durch Antibiotika ist ein dramatischer Rückgang der Erfolgschancen festzustellen, weil die meisten Bakterien gegen diese Pharmaka resistent geworden sind. Dabei beschäftigt eine neue Überlegung die Experten: Bilden Chlamydien, ein ganz eigenartiger Mikroorganismus, vielleicht in der Immunantwort der Antikörper einen Immunkomplex, der die Herzkranzgefäße auf besondere Weise schädigt?

Die medizinische Forschung stößt auf immer neue Fragen, die sich oft aus der Antwort auf die letzte ergeben. Treiben wir einem immunologischen Chaos entgegen? Führt unsere permanente Selbstbeschädigung unentrinnbar zu chronischen Krankheitszuständen und biologischem Siechtum?

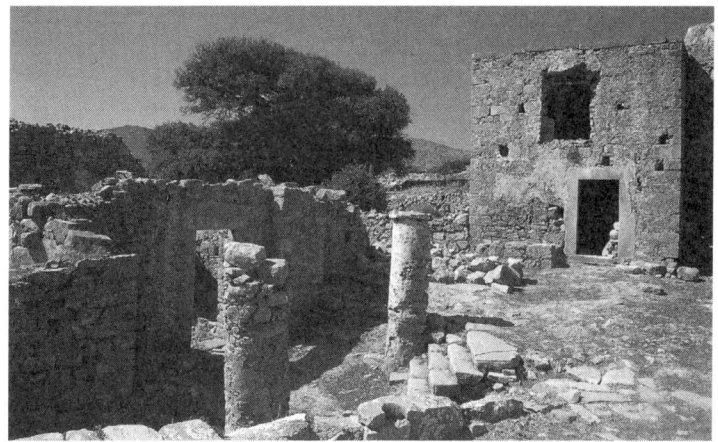

Nach den jüngsten Daten der Immunologie ist das nicht der Fall und eine Wende bereits eingetreten. Auch chronische Krankheiten sind durch entsprechende Therapieverfahren zu 85 Prozent auszuheilen. Dabei spielt nach den neuen Forschungsergebnissen die Ernährung für die anhaltende Harmonisierung des Immunsystems die entscheidende Rolle – und zwar nach den wissenschaftlich bestätigten *Richtlinien kretischer Ernährungsgewohnheiten*.

Sie sind ausschlaggebend und, wie die Vergleichsdaten zeigen, eine ziemlich zuverlässige, selbst zu gestaltende Lebens-Versicherung. Doch neben den Änderungen der *Ernährungsform* müssen wir auch die negativen Einflüsse unserer *Lebensweise* auf Geist, Körper und Seele verändern, sie peu à peu – denn das gelingt nicht leicht und schnell – umstellen. Es macht wenig Sinn, im Tagesablauf anstatt Fast Food oder Üppigkeiten reduzierte Mahlzeiten *à la crète* hinunterzuschlingen. Ein bisschen Vorüberlegung und Einsicht sind schon noch notwendig, um die Harmonie von Geist und Körper zu beleben.

# MENS SANA IN CORPORE SANO

**E**ntscheidend für diese harmonische Einheit, das gelassene Bewusstsein und Urgefühl von Gesundheit, ist das intakte Bezugssystem aller Sphären und Ebenen unseres Organismus. Es ist ausschlaggebend auch für unsere psychische, physische und immunologische Kraft und Leistungsfähigkeit.

Negative Einflüsse jeder Art, von Bakterien bis Neutronenstrahlen, von organischen Verwundungen bis zu emotionalen Verletzungen, wird es immer geben. Durch Vorsicht können wir manche vermeiden, andere überhaupt nicht; und wird Vorsicht zum Verhaltensprinzip, gar zu Ängstlichkeit und Unsicherheit, führt sie leicht und ständig zu individuellen wie immunologischen Beschädigungen.

Die Frage – und Aufgabe – ist also vielmehr, wie wir den wahrnehmbaren Beeinträchtigungen unseres Wohlgefühls begegnen, um Gelassenheit und Gesundheit zu bewahren. Das verlangt neben der Seelenarbeit – eine Portion Phlegma und körperliche Robustheit sind da schon ein Vorzug – auch ein Stück Kopfarbeit und Kenntnis, um mentale Irritationen zu verstehen und zu bewältigen, die unsere ganzheitliche Harmonie infrage stellen.

## DISTRESS

Die Experten bezeichnen mit diesem Begriff »schädigenden Stress«. Denn es gibt auch einen »gesunden Stress«, der die körperliche und geistige Leistung anregt und beflügelt – und lebensnotwendig ist. Stress ist also nicht gleich Stress. Jeder von uns kennt den Unterschied zwischen angespannter Erfolgserwartung mit positivem Ausgang sowie euphorischer Nachwirkung und depressiver Reaktion bei aktuellem oder ständigem Misslingen. Als absichtsvolles Herrschaftsmittel und zum Mobbing taugt der Distress allerdings auch: Man macht die Abhängigen oder Kollegen damit fertig. Schwer zu vermeiden ist er beim Tod eines geliebten Menschen, bei Scheidungen und Trennungen oder dem Verlust der Heimat (Emigration, Auswanderung). Da kann er, verstärkt durch Identitäts- und Integrationsprobleme, im Anpassungszwang an andere Lebens-

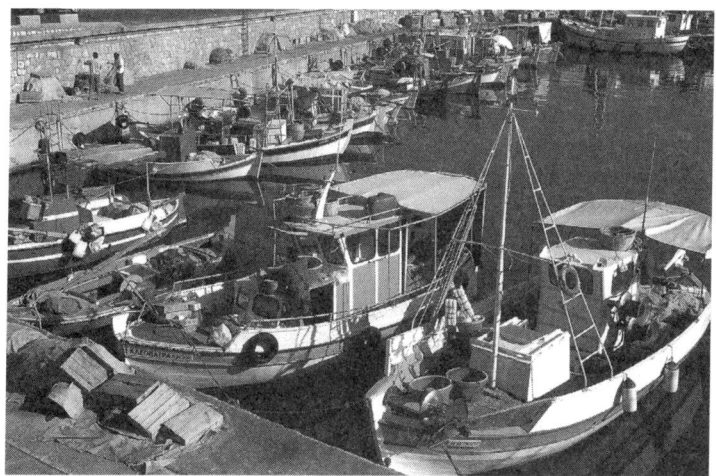

weisen und Kulturkreise gar nicht so selten auch zur Ursache von Persönlichkeitsverlusten werden. Distress dieser Art führt zur Verschlimmerung fast aller Krankheiten.

Normalerweise werden seelische Erregungen im Gehirn in eine Erregung des selbstständigen Nervensystems umgesetzt. Dort sorgt der Sympathikus (großer Körpernerv, »Kampfnerv«) dann für einen Reflex, der für jeden Körper überlebensnotwendig ist: Der Organismus reagiert auf Distress mit erhöhter Aktivität, er kämpft dagegen an. Das Bewusstsein wird klar, der Blutdruck steigt, die Herzfrequenz wird erhöht, der Puls schlägt rascher, die Hände werden feucht und sind bereit, zuzugreifen.

Wenn sich dieses gesteigerte Potenzial nicht abreagieren und in Aktion umsetzen kann, ist der Körper zwar auf alle Reaktionen vorbereitet, doch die bereitgestellte Aggressivität wird blockiert und nach innen gelenkt. Die Folgen können in überhöhtem Blutdruck, Kreislaufstörungen, innerer Unruhe, Konzentrationsschwierigkeiten und dergleichen Disfunktionen mehr bestehen. Die von der Natur zweckmäßig zur Auseinandersetzung mit der Umwelt angelegten Reaktionen werden zu schädlichen Faktoren und wenden sich gegen den Organismus selbst.

Als Distress tritt heutzutage besonders der Widerspruch von – ursprünglichem – biologischem Ziel und – angelernten – kulturellen Verhaltensmustern in Erscheinung. Wir können unsere Gegner weder im Kampf besiegen noch rücksichtslos unserem Überlebenswillen (= Ehrgeiz) folgen. Erfolgserlebnisse sind immer schwieriger zu erreichen, die Chancen zu ihrer Nutzung (= Reaktionszeiten) werden immer kürzer. Wir leiden oder empören uns, wir sind wütend oder tatenfroh; doch wir können diese natürlichen Reaktionen selten unmittelbar umsetzen, weil es die Normen der Gesellschaft verbieten und uns eher Nachteile einbrächte.

Viele Vorschriften des Kulturverhaltens sind darum im Kern *antibiologische* Reaktionsmuster. Spontane organische und seelische Antworten auf Stressoren, die sie auslösenden Momente und Fakten, besitzen eine elementare Funktion der Selbstverteidigung. Doch nun müssen wir erkennen – und Lösungen dafür finden –, dass sie oft mit den kulturellen und sozialen Verhaltensweisen in Konflikt geraten und damit zum Risiko für den Menschen und sein Immunsystem werden, weil sie sich gegen deren natürliches Selbsterhaltungsverfahren wenden.

Aus den Schriften der Alchimisten, die nach der lebendigen Umsetzung von Materie suchten, wissen wir, dass sie Mittel entwickelten, die zu einer hohen »Ich-Formation«, also Identität der Persönlichkeit führten: zu kreativen, erfolgreichen Menschen. Die Liste ihrer Anhänger reicht von den Pharaonen über Karl den Großen und das Mittelalter bis in die Neuzeit. Um Alexander von Bernus gab es zu Beginn des 20. Jahrhunderts einen Schwabinger Kunstkreis mit Schliemann, George, Rilke und Rudolf Steiner, in dem die überlieferten alchimistischen Kräfte von pflanzlichem »aureum« (Gold) und »argentum« (Silber) verfolgt wurden. Das ist durchaus kein Nonsens, sondern wird als biochemischer Prozess auch in der modernen Medizin berücksichtigt.

## IDENTITÄTSVERLUST – INTEGRITÄTSKONFLIKT

Auch dies ist ein uraltes Problem: Wie steht der Mensch in Übereinstimmung mit seiner organischen Existenz?

Heutzutage ist der Selbstfindungsprozess – die Suche und Versicherung individueller Wurzeln, Entwicklung und sozialer Übereinstimmung – besonders für junge Menschen überaus schwierig. Täglich werden wir von den Medien durch eine Flut globaler und oft negativer, Existenz und Horizont des Einzelnen weit übergreifender Informationen und Darstellungen, Einflüsse und Behauptungen überflutet, denen man nicht entweichen kann. Sie verdrängen selbstbestimmte Wahrnehmung und institutionalisieren eine Weltbetrachtung, die der eigenen Auseinandersetzung kaum mehr Raum lässt. Mit dieser vorgespiegelten Wirklichkeit zerrinnt und verschwimmt die Suche nach dem eigenen Standort in allgemeiner Unsicherheit.

Aus diesem Identitätsverlust entsteht das andere Problem: der Integrationskonflikt. Wie soll man mit diesen vorwiegend negativen Eindrücken eigenes Erleben und Fühlen in Einklang bringen? Wo bleibt das Positive – um mit Erich Kästners moralischer Aufforderung zu sprechen –, wenn das eigene Wünschen und Mühen doch durch den bösen Schein der Welt ständig konterkariert wird? So entsteht ein weiteres andauerndes Konfliktpotenzial, das durch die Unmöglichkeit selbstbezogener Integration zu permanenten Distresssituationen führt. Und die verstärken wiederum die negativen Impulse auf unsere körpereigene Abwehr, die irgendwann zu Erschöpfung und Dekompensation, zu Krankheit führen.

Die Ärztin Verena Karst, eine Schülerin des großen analytischen Psychologen C. G. Jung und Ordinaria für Psychologie an der eidgenössischen Universität Zürich, hat die differenzierten Daten dieser Untersuchungen aufgeschlüsselt und zu entscheidenden Erkenntnissen verholfen: Seelische Verluste, die nicht durch intensive Trauer aufgearbeitet werden können, führen zu schweren inneren Störungen.
(Ihre Ergebnisse und Überlegungen kann man nachlesen in ihrem Buch »Trauern – Phasen und Chancen des psychischen Prozesses«; Stuttgart 1982/85.)

## VERLUSTERLEBNISSE

Eine sorgfältig ausgearbeitete amerikanische Befragung von Frauen, die an Brustkrebs litten, wies 1984 das Ergebnis aus, dass bei 84 Prozent der Patientinnen mehr als zwei »Verlusterlebnisse« vorlagen. Dabei wurde gleichermaßen in Betracht gezogen, ob es sich um Todesfälle, Scheidung oder den Verlust geliebter Tiere handelte.

Die tiefen Einsichten Verena Karsts lassen sich in einem Kernsatz zusammenfassen: Trauer eröffnet die Pforte zum Leben – Depression ist das Tor zum Tod.

Nur wenige Menschen sind heute noch dazu fähig, ihre Verlusterlebnisse mit wahrer Trauer zu beantworten. Denn für diesen inneren (und organisch wirksamen) Prozess ist eine starke Bewusstseinserweiterung und tief greifende seelische Auseinandersetzung mit dem Thema Tod Voraussetzung, die den meisten unter uns durch Identitätsverlust und Integrationsschwäche sehr schwer fällt. Dafür haben auch Immunologen keine Rezepte.

## PSYCHOSOZIALE KONFLIKTE

Ratten hält man nicht gerade für angenehme Vergleichspartner, wenn es um die Aufklärung menschlichen Zusammenlebens geht. Zur Erforschung psychischer Einflüsse sind sie es dennoch, wie eine Unzahl von Experimenten zeigt – zum Beispiel zum viel belasteten Begriff Lebensraum.

In einem Experiment wurden Ratten in zwei gleichermaßen »luxuriös« gestalteten Wohnräumen gehalten: in dem einen zwölf, in dem anderen vier. Nach einer angemessenen Anpassungsfrist entnahm man eine Ratte dem Viererkäfig und setzte sie in den der zwölf.

Das Tier machte schon Stunden danach einen kränklichen Eindruck, saß inaktiv in einer Ecke, bekam dann einen überblähten Bauch, Haarausfall und Hautekzeme und starb nach vier Tagen. Bei der Sektion des Körpers fand man eine vierfach vergrößerte Nebennierendrüse, die das Stresshormon Cortison produziert; der Immunstatus zeigte eine total zerstörte Abwehrlage wie bei AIDS-Patienten in der Endphase.

Das seiner Heimat und geräumigen Umgebung entraubte und in ein fremdes und überfülltes Areal versetzte Tier war offensichtlich so unter Distress geraten, dass eine extrem gesteigerte Ausschüttung des Stresshormons Cortison sein Immunsystem so sehr schwächte und unterdrückte, dass es schließlich an einer sehr banalen Infektion starb.

Im Prinzip gilt für Menschen nichts anderes. Unausweichliche psychische und soziale Konflikte, verursacht auch durch zu enge Wohnraumbesiedelung und individuelle Verlusterlebnisse, erzeugen ein nicht mehr zu bewältigendes Chaos für die zelluläre Abwehr des organischen Immunsystems.

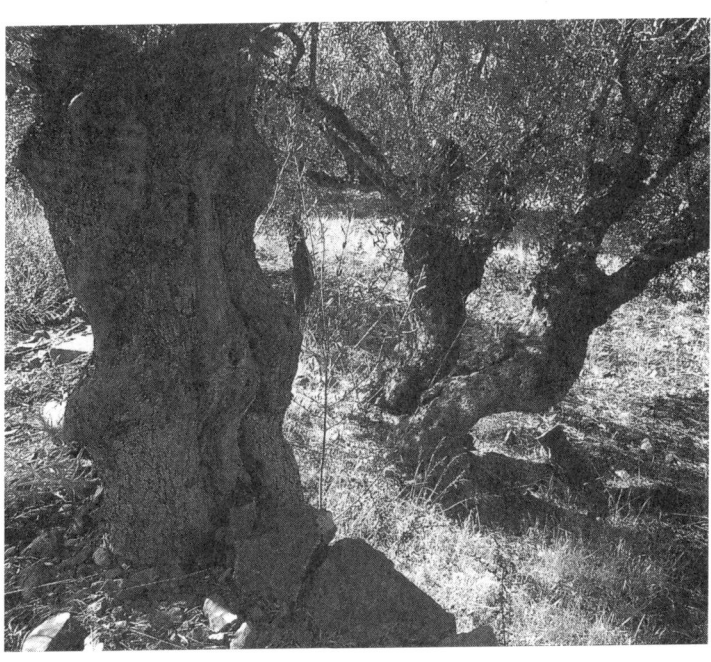

# PRAGMATISCHE ERFAHRUNGEN

Ich konnte, nein: ich musste das auch bei meinen Patienten im eigenen immunologischen Labor nachweisen. Bei hoher seelischer Belastung durch starken Stress und Überlastung am Arbeitsplatz, durch Verlusterlebnisse und dichte Wohnverhältnisse und daraus folgende Depressionen wachsen sich die organischen Beanspruchungen zu einem Übermaß aus, das die zelluläre Abwehr nicht mehr bewältigen kann. Die Helfer- und Killerzellen des Immunsystems vermindern sich; die Thymozyten – der Einsatzstab der Immunologie – versagen ihre ordnende Wirkung.

In Phasen großer individueller und sozialer Belastung führen diese generell zivilisationsbedingten Abwehrschwächen rasch zur Entwicklung chronischer und verheerender Krankheiten – von Tumorleiden bis zu Virusseuchen. Wir müssen daher noch einige mehr dieser Risikofaktoren für den menschlichen Organismus und unsere humane Weltordnung nennen:

- Gefühl permanenter Überlastung ◆ anhaltende Konflikte
- steter Kummer, Ärger und Verdruss ◆ Hoffnungslosigkeit
- Sexualprobleme ◆ Angst, Bedrohung und Unterdrückung
- soziale Not ◆ politischer Zwang

Sobald die Ursachen erkannt und akzeptiert werden, gibt es für viele dieser organischen Gefahren auch korrigierende Abhilfe, wenn auch gewiss nicht für alle. Die meisten sind allein schwer und viele nicht ohne medizinischen Rat, manche nicht ohne psychologischen Beistand zu bewältigen.

Zwei der bisher nicht aufgeführten Defizite wollen wir noch benennen, weil ihnen unter den Bedingungen unserer Umwelt mit ein wenig Selbsterkenntnis und Selbstkritik relativ einfach Abhilfe zu verschaffen ist: unsere Bewegungsarmut und unsere falschen Ernährungsgewohnheiten.

# BEWEGUNGSMANGEL VERSUS HOCHLEISTUNGSSPORT

Intensive Studien des immunologisch versierten Sportmediziners Prof. Dr. Heinz Liesen von der Universität Paderborn – er ist auch Arzt der Hockey-Nationalmannschaft – belegen, dass weder Bewegungsmangel noch Hochleistungssport der Gesundheit zuträglich sind.

Das bequeme Sesselleben mit kleinem Spaziergang führt zur Abnahme der körpereigenen Immunkraft. Sie wird durch Bewegungsmangel nicht nur geschwächt, sie degeneriert sogar. Denn durch den Mangel an körperlicher Aktivität verengen sich die Gefäße, ihre Durchblutung wird vermindert und die Atmung immer flacher. Der Organismus nimmt also weniger Sauerstoff auf und kann ihn dazu noch weniger zu den Organen und dem Gewebe leiten.

Doch auch beim Leistungssport mit andauernder Hochbelastung wird durch Körperstress das Immunsystem geschwächt. Bei Marathonläufern etwa kann sein Niveau auf das von AIDS-Patienten absinken: Ihre Infektanfälligkeit und Krankheitsrate steigen acht Tage nach der Anstrengung beängstigend an.

Die schlichte Einsicht: Bewegungsmangel ist ebenso ungesund wie übertriebener Sporteinsatz. Ideal, auch wenn es trivial klingt, ist eine maßvolle, aber regelmäßige Körperbelastung: schnelles Gehen, leichtes Laufen, kräftiges Schwimmen, zügiges Radfahren.

Dadurch werden nachweislich im Lymphsystem neue, sehr aktive Immunzellen gebildet und die Gefäße erweitert; ihre Durchblutung wird erhöht, und der Sauerstoffgehalt steigt steil an. Dies bedeutet, dass ein regenerativer Prozess aller Organe eingeleitet wird und die Abwehrkraft des gesamten Immunsystems zunimmt.

# FALSCHE ERNÄHRUNG

E ine schlichte Feststellung vorweg: In Zeiten der Armut traten viele der heute chronischen Krankheiten nicht auf. So ist die Stoffwechselkrankheit Gicht zum Beispiel eine pure »Wohlstandserkrankung«. Naturvölker mit hinreichender Ernährung kennen die Plagen unserer Zivilisationskrankheiten kaum. Bei japanischen Frauen ist Brustkrebs eine Seltenheit; als nach dem Zweiten Weltkrieg viele Tausend von ihnen in westliche Kulturkreise auswanderten oder umsiedelten, stieg deren Brustkrebsrisiko auf über 40 Prozent. Die Hauptursache lag im Wechsel der Ernährungsgewohnheiten: falsche oder Überernährung.

Die wichtigsten Faktoren falscher Ernährung:
- tierische Fette
- mangelhafte Nährstoffe
- erhöhter Kochsalzverbrauch
- Giftstoffe in Nahrungsmitteln
- denaturierte Nahrungsmittel
- Ballaststoffmangel
- Genussmittelmissbrauch
- fehlende essenzielle Fettsäuren

Die Menschen auf Kreta, eines Naturvolkes mit althergebrachten Lebens- und Ernährungsformen, kennen diese negativen Einflüsse nicht. Auf nahezu archaische Weise ist der Kreter mit seiner kargen Landschaft, mit Sonne, Meer und Wind und den Früchten dieser Erde verbunden. Er steht im Einklang mit dieser Umgebung, sie ist sein Biotop.

# JUNGBRUNNEN DES 21. JAHR-HUNDERTS

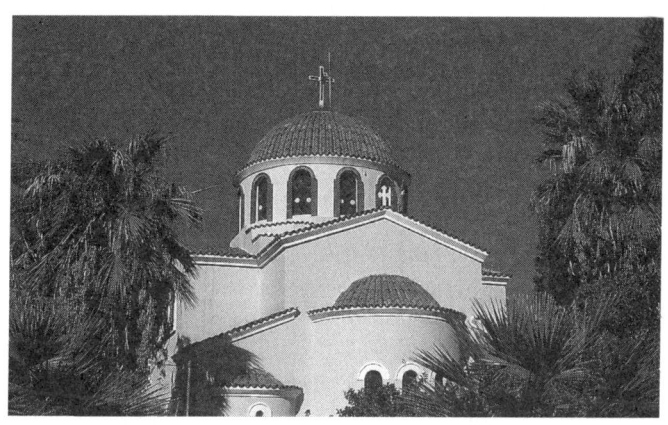

W ir haben erfahren, dass falsche Ernährung krank macht. Jetzt müssen wir nur noch lernen, dass richtige Ernährung uns gesund erhält, Krankheiten vorbeugt und Wohlbefinden bis ins hohe Alter gewährleistet. Und wir müssen uns danach richten.

# RICHTIGE ERNÄHRUNG

N ach den Hungerjahren der Nachkriegszeit stiegen mit dem Aufschwung der Bundesrepublik zu Wohlstand und »Wirtschaftswunder« gleichzeitig und genauso kontinuierlich die chronischen Erkrankungen in der Bevölkerung an. Besonders rasant entwickelten sich Erkrankungen des Gefäßsystems, vor allem am Herzen, und auffallend war die Zunahme von Arteriosklerose.

Der Zusammenhang liegt auf der Hand. Die Mediziner erkannten rasch, dass Übergewicht, Fettstoffwechselstörungen, Blutzucker und Bewegungsmangel, starker Genuss von Nikotin und Alkohol (Toxine!) das Risiko gewaltig erhöhen, an derartigen Gefäßleiden zu erkranken. Es sind typische Wohlstandskrankheiten, bei deren Häufung übermäßige und falsche Ernährung eine entscheidende Rolle spielen.

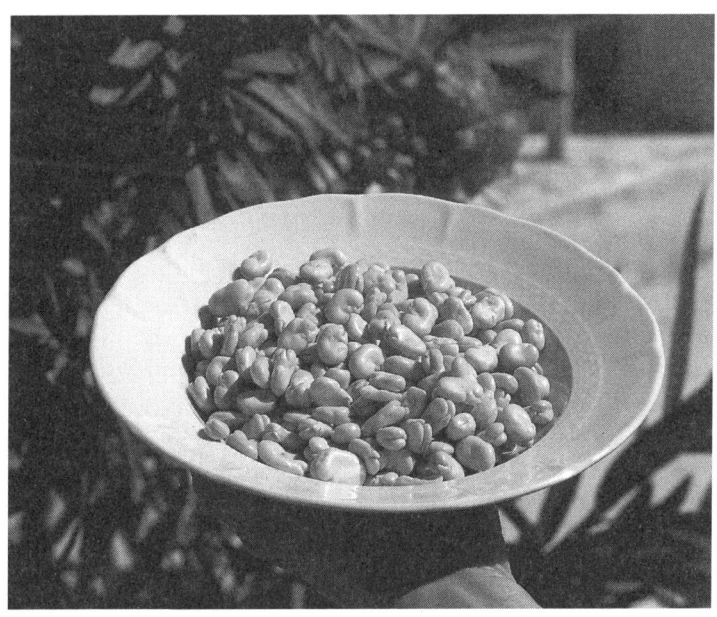

# DER DIÄTENWAHN

**D**ie Reaktionen darauf waren absehbar und sehr menschlich. Ob nun das Bangen um die Gesundheit oder eher das Verlangen nach einer »schlanken Linie« zugrunde lag: Seit den 60er Jahren wurden Zug um Zug teils triviale, teils spektakuläre »Wunderkuren« und Diäten entworfen und von den Medien – das waren damals noch vor allem billige Massenblätter oder bunte Illustrierte – heftig propagiert.

Die Menschen hungerten nicht mehr nach Brot, sondern bewiesen sich und anderen – es war auch das Zeitalter der Vollbeschäftigung – ihren neu gewonnenen Wohlstand durch starken und fetten Fleischkonsum und stopften sich des Abends Salzstangen und Chips schalenweise in den Rachen. Und nun hungerten sie nach einer »guten Figur«, für die ihnen die Publikumspresse serienweise Rezepte lieferte, denn das steigerte die Auflage. Das Panorama der Vorschläge reichte vom schlichten FdH-Konzept (»Friss die Hälfte«) über »ärztlich approbierte« Empfehlungen zu fixer Gewichtsreduzierung und Pillenkuren bis zu Trennkost- und Diätprogrammen.

Der Diätenwahn hält noch an, ein bisschen gebremst und medizinisch nicht mehr gar so fahrlässig, gipfelte aber kürzlich in der ernährungsphysiologisch kriminellen Erfindung einer »optimalen Herzschutzdiät«, die den Verzehr aller wichtigen essenziellen Fettsäuren ausschaltet!

Fassen wir es zusammen: Keine dieser Gesundheitsdiäten hat langfristig die Versprechungen und Hoffnungen erfüllt. Gesunde Ernährung ist nur durch eine grundsätzliche und konsequente Einstellung der Ernährungsform und Lebensweise zu erreichen, und darüber wissen wir heute ein wenig mehr.

Die medizinische Forschung hat sich in den letzten Jahrzehnten unglaublich entwickelt – aber auch auseinander. Je mehr Spezialwissen entstand, auch über die Ursachen von Arteriosklerose, Karzinomen und chronischen Erkrankungen, desto weniger wussten die Fachdisziplinen voneinander, denn es fehlte an »interdisziplinärer Koordinierung«, an der Zusammenarbeit und Erkenntnisvermittlung zwischen den getrennten Fachgebieten und Instituten. Eine neue Disziplin musste entstehen, um all diese Aspekte und Ergebnisse der jüngsten Zeit wieder zusammenzuführen: die Immunologie. Sie hat dazu verholfen, dass wir nun Einsichten für eine richtige Ernährung besitzen, die die gefährlichen Erkrankungen des Gefäßsystems verhindert und sogar eingetretene arteriosklerotische Veränderungen umkehren und beheben kann: ein Jungbrunnen für die Generationen des 21. Jahrhunderts.

Die große Studie zur traditionellen Ernährungsweise auf Kreta räumte die letzten Zweifel aus, dass bei der Entwicklung von Arteriosklerose, Tumoren und anderen chronischen Erkrankungen die Ernährung eine entscheidende Rolle spielt. Sie machte die maßgebenden Substanzen namhaft:

Schädlich, sozusagen »Brunnenvergifter« sind
* gesättigte Fettsäuren    * Milch und Butter
* gehärtete Margarinen    * Fleisch

Gesund, sozusagen »Brunnen des Lebens« sind
* Olivenöl    * einfach ungesättigte Fettsäuren
* Obst    * Gemüse und Hülsenfrüchte
* Fisch und Meeresfrüchte    * Brot aus grob gemahlenem Getreide

Den Ursachen dieser einfachen Feststellung wollen wir nun ein wenig nachspüren, um die Charakteristika einer falschen, die Gesundheit bedrohenden Ernährung aufzudecken – wir haben ja lange genug gebraucht, sie zu erkennen.

Die erhöhte Konzentration von Cholesterin und Homocystein und »falsche« Immunreaktionen auf die darin enthaltenen minderwertigen Eiweiße, die im körpereigenen Abwehrsystem zu Immunkomplexen verarbeitet werden, schädigen entzündend die Innenwand der Gefäße.

Hingegen normalisieren hohe Anteile der antioxidativen Vitamine C und E sowie größere Mengen von Betacarotinoiden und Flavonoiden die Immunreaktion und senken das Arterioskleroserisiko. Vor allem Folsäure, Vitamin $B_6$ und Lycopen (reichlich in Tomaten enthalten) sind gerade jetzt zu neuer Wertschätzung gelangt. Dies alles sind Substanzen, die in der kretischen Kost in reichem Maße enthalten sind. Hervorragende Bedeutung kommt den essenziellen Fettsäuren zu, die das nach traditionellem Verfahren hergestellte kretische Olivenöl hoch konzentriert enthält.

Auch das wollen wir rasch in ein Bild bringen. Die Energiegewinnung des Körpers lässt sich mit einer Pyramide vergleichen: Aus der Grundmenge der Stoffaufnahme bleibt nach Ausscheidung untauglicher Substanzen in der Spitze nur ein kleiner Teil übrig, der dem Körper wirklich nutzt. Bei diesem besonderen pflanzlichen Öl wird jedoch den Körperzellen ein fast schlackenfreies Phosphat mit hoher Konzentration von Vitamin E zur Verfügung gestellt, das den pyramidenförmigen Prozess zur Trapezform verändert – also eine hohe Wirksamkeit bei wenig »Müll« und geringem Arbeitsaufwand der organischen Systeme. Wenn Sie die leichte Wendung gestatten: Das tut dem Körper wohl und entlastet ihn. Und die eingesparte Kraftaufwendung wie das verlustarm eingeschleuste Vitamin E fördern die Durchblutung sowie den Abtransport von Schadstoffen und verhindern Arteriosklerose.

Folsäure, so entdeckten analysierende Wissenschaftler erst jüngst, ist eine bislang unterschätzte Lebenssubstanz. Sie steckt in grünem Blattgemüse (mit besonders hohen Anteilen in Portulak), in Leguminosen (Hülsenfrüchten) und Zitrusfrüchten – dazu zählen auch Orangen, Mandarinen und Konsorten, die man mengenweise als Obst verzehren kann. Folsäure, so hat die westliche Medizin jetzt empfohlen, ist ein Schutzfaktor für die Embryonalentwicklung im Mutterleib. Man sollte davon mindestens 0,18 Milligramm pro Tag zu sich nehmen. Bei unserer zivilisierten Lebensart schaffen Sie das nur mit Vitamintabletten. In den USA überlegt man gerade, das Mehl – für die Doppeldecker-Macs? – mit Folsäurepräparaten anzureichern. In der kretischen Küche braucht es das nicht. Da übertrifft der Folsäuregehalt im täglich frischen Blattgemüse seit Jahrtausenden leicht die jüngst deklarierte Mindestmarge.

# WESHALB DENN
# FLEISCHLICHE KOST?

I ch habe mich öfter gefragt, warum die Kreter überhaupt Fleisch essen. Sie haben Schafe und Lämmer, Ziegen und Zicklein im Überfluss, doch sie nehmen deren Fleisch kaum einmal in der Woche zu sich. Dazu kommen zweimal im Jahr wochenlange Fastenzeiten, in denen sie offenbar leicht darauf verzichten können. Nun gut, es können Gründe der Kommunikation und des gelegentlichen Genusses sein. Auf Kreta trifft man sich gern mit Familie und Freunden bei gegrilltem oder gebratenem Fleisch vom Feuer oder Ofen, und es gibt eine geschmackvolle und sparsame Rezeptur zur Aufbereitung von Innereien, die Wohlstandsbürgern fremd ist – wenn sie nicht aus der französischen Küche stammt. Diese Kreter ernähren sich im Grunde vegetarisch – warum also überhaupt Fleisch?

Biologisch kann man eine Erklärung dafür finden, wenn wir unsere nächsten Verwandten betrachten: Primaten wie Schimpansen oder Paviane. Sie ernähren sich vegetarisch. Aber im Abstand von ein bis zwei Wochen überfällt sie ein Heißhunger auf tierisches Eiweiß, und sie stürzen sich auf entsprechende Kost: Grillen, Ameisen und ähnliches Getier, von dem wir auch aus der orientalischen Küchenpraxis wissen, dass sie hochwertiges Eiweiß in hoher Konzentration enthalten. Ist dieses Bedürfnis gestillt, so kehren die Tiere wieder zu vegetarischer Kost zurück. Arteriosklerose kann bei dieser Ernährungsform der Primaten nicht entstehen.

Die gelegentliche Aufnahme tierischen Proteins ist ein offenbar unausweichliches Körperverlangen. Wissenschaftliche Befunde bestätigen das und erklären den biochemischen Zusammenhang: Fleisch enthält im Höchstmaß das Enzym Carnitin (lat. *carnis* = Fleisch), ein Transportprotein. Carnitin ist das entscheidend wichtige Enzym für die Energieversorgung des Herzens. Es bindet essenzielle Fettsäuren, das sind auch die kostbarsten Substanzen des kretischen Olivenöls, an sich und transportiert sie in einer Huckepack-

Funktion zur organischen Verwertung (Biosynthese) in die Energie-
fabrik der Zellen, die Mitochondrien. Dort werden die Fettsäuren ab-
gebaut und als schlackenfreie Energiesubstanz (Adenosintriphos-
phat ATP) dem Organ zur Verfügung gestellt.

**DAS HERZ** ist wohl die erstaunlichste Pumpstation der Erde. Kaum
faustgroß und gerade 300 Gramm schwer, treibt es unaufhörlich ein
Leben lang das Blut durch die 100 000 Kilometer langen Rohrlei-
tungssysteme, aus denen unser Kreislauf besteht. 7 000 bis 8 000
Liter Blut strömen täglich durch die Herzkammer, eine Pumpe, die
durch Carnitin und essenzielle Fettsäuren angetrieben wird. Fortlau-
fend versorgt sie den Organismus mit Sauerstoff, Nähr- und Brennstoffen, die er für seine Funktionen braucht. Noch einmal in Zahlen:
Dieses Energiewunder pumpt in einer durchschnittlichen Lebensspanne 178 850 000 Liter Blut in 2 575 440 000 Schlägen durch den
Körper, ohne zu ermüden.

Entscheidend für diese Leistung ist eine möglichst schlackenfreie, also abfallarme Energiegewinnung. Ein Energiegewinnungs-
zyklus aus tierischem Eiweiß und schlechten gesättigten Fetten, aus
Zucker und Kohlenhydraten hinterlässt immer »Müll«, der den Körper belastet: Schlacken und Ablagerungen im Gewebe, aber auch
im Gefäßsystem. Diese Einsicht hätte die Fachmediziner bei ihren
Studien zur Herzmuskelphysiologie eigentlich schon früher zu der
Erkenntnis führen müssen, dass eine vegetarisch akzentuierte und
an ungesättigten Fettsäuren orientierte Ernährung der richtige
Weg zu lang dauernder Gesundheit und hohem Alter sein muss.
Doch diese Weisheit, der die Kreter bereits seit Jahrtausenden aus
praktischer Erfahrung folgen, erfuhr erst durch die Feststellungen
des Epidemiologen Ancel Keys und die Befunde immunologischer
Forschung allgemeine wissenschaftliche Anerkennung.

# DIE RADIKALENFÄNGER

E in weiteres Phänomen sind die Wirkungen der antioxidativen Vitamine und Radikalenfänger wie Vitamin C, E, Betacarotin und Flavonoide.

## FREIE RADIKALE UND ANTIOXIDANTIEN

Im normalen Stoffwechsel entstehen durch den Einfluss von Sauerstoff und vermehrt durch die Belastung mit Schadstoffen und Umweltgiften so genannte freie Radikale. Das sind aggressive Moleküle, denen ein Elektron fehlt. Diesen Mangel versuchen sie zu beheben, indem sie anderen empfindlichen Strukturen im Körper Elektronen entreißen – und damit eine Kettenreaktion auslösen, bei der Proteine verändert und Zellwände beschädigt werden. Störungen des Immunsystems, vorzeitige Alterserscheinungen, Gefäßerkrankungen, Katarakte (grauer Star) und Krebs können die Folge sein.

Gegen diese Oxidation, den Angriff »molekularer Terrorbanden«, schützt und wehrt sich der Körper mit Antioxidantien. Das sind Substanzen, die den freien Radikalen das fehlende Element anbieten und damit die schädliche Kettenreaktion unterbrechen.

Betacarotin zum Beispiel zählt als wichtiges Antioxidans zu den besten Radikalenfängern. In zahlreichen Studien konnte nachgewiesen werden, dass dieses Antioxidans nicht nur vorbeugend gegen Lungen- oder Hautkrebs wirkt, sondern bei regelmäßiger natürlicher Aufnahme auch entgleiste Zellregulierungen wieder ins Lot bringen kann.

Der amerikanische Nobelpreisträger Linus Pauling hat die Funktion von Vitamin C in der Organisation der Eiweißstruktur dargestellt. Es festigt das Bindegewebe in seiner Spiralform und hält es elastisch. Vitamin E und Betacarotin neutralisieren als Antioxidantien die freien Radikalen und entziehen sie damit der verletzenden Wirkung auf Gewebe und Gefäße. Die Radikalenfänger schützen dabei auch die Zellmembran, die aus wichtigen Fettanteilen aufgebaut ist, und bewahren so die darin wachsenden Rezeptoren vor

| Obst und Gemüse | Mineralstoffe | | | | | | | | | Vitamine | | | | | | | | | | | |
|---|---|---|---|---|---|---|---|---|---|---|---|---|---|---|---|---|---|---|---|---|---|
| | Kalzium | Eisen | Jod | Magnesium | Phosphor | Kalium | Schwefel | Zink | Pektin | Vitamin A | Vitamin D₁ | Vitamin D₂ | Folsäure | Vitamin B₅ | Vitamin B₆ | Vitamin B₂ | Vitamin C | Vitamin D | Vitamin E | Vitamin K | Vitamin P |
| Algen | | | X | | | | | | | | | | | | | | | | | | |
| Alle Blattgemüse | | | | | | | | | | | | X | | | X | X | X | | | | |
| Alle frischen Pflanzen | | | | | | | | | | | | | | | | X | | X | | | |
| Alle Früchte | | | | | | | | | X | X | | | | | | | | | | | X |
| Alle Gemüse | | | | | | | | | | X | | | | | | | | | | | |
| Alle Getreidesorten | X | | | | | | | | | X | | | | X | | | | | | | X |
| Alle Grünpflanzen | | | | | | | | | | X | | | | | | X | | | X | | |
| Alle Hülsenfrüchte | | | | | | | | | | | X | | | | | | | | | | |
| Alle Pflanzen | | | | | | | | | | | | X | | | | | | | | | |
| Äpfel | | X | | | | | | | X | | | | | | | | | | | | |
| Artischocken | | | X | | X | | | | | | | | | | | | | | | | |
| Birnen | | | | | | | | | X | | | | | | | | | | | | |
| Bohnen | X | X | X | | | | X | | | | | | | | | | | | | | |
| Erbsen | X | X | | | X | | | | | | | | | | | | | | | | |
| Gerste | | X | | | X | | X | X | | | | | | | | | | | | | |
| Gerstenkeime | | | | | | | | | | | | | | | | | | X | | | |
| Grünes Blattgemüse (Portulak) | | | | | | | | | | | | | X | | | | | | | | |
| Grünes Gemüse | | | | | | | | | | | | | | | | | | | | X | X |
| Gurken | | | | | | | X | | | | | | | | | | | | | | |
| Haselnüsse | | | | X | | | | | | | | | | | | | | | | | |
| Karotten | X | X | | | | | | X | | X | | | | | | | | | | X | |
| Kartoffeln | X | X | | | | | X | | | X | | | | | | | | | | | |

| Obst und Gemüse | Mineralstoffe | | | | | | | | | Vitamine | | | | | | | | | | | |
|---|---|---|---|---|---|---|---|---|---|---|---|---|---|---|---|---|---|---|---|---|---|
| | Kalzium | Eisen | Jod | Magnesium | Phosphor | Kalium | Schwefel | Zink | Pektin | Vitamin A | Vitamin D₁ | Vitamin D₂ | Folsäure | Vitamin B₅ | Vitamin B₆ | Vitamin B₁₂ | Vitamin C | Vitamin D | Vitamin E | Vitamin K | Vitamin P |
| Kerbel | | | | | | | | | | | | | | | | | X | | | | |
| Knoblauch | | | X | | | | X | | | X | | | | | | | X | | | | |
| Kresse | | X | X | | | | X | | | | | | | | | | X | | | | |
| Linsen | X | X | | | X | | | | | X | | | | | | | | | | | |
| Mandeln | X | X | | X | | | X | | | | | | | | | | | | | | |
| Nüsse | | | | X | | | | | | | X | | | | | | | | | | |
| Öl | | | | | | | | | | | | | | | | | | X | | | |
| Orangen | | X | | X | | | X | X | | | | | | | | | X | | | X | X |
| Paprikaschoten | | | | | | | | | | | | | | | | | X | | | | X |
| Pflanzliche Öle | | | | | | | | | | | | | | | | | | | X | | |
| Roggen | | X | | | | | | | | | | | | | | | | | | | |
| Rüben | X | | | X | | | | | | | | | | | | | | | | | |
| Salat | | | | | | | | | | | | | | | | | X | | | | |
| Sellerie | X | | | | | | | | | | | | | | | | | | | | |
| Spinat | X | | | X | X | | | X | | | | | X | | | | | | X | | |
| Tomaten | | | X | | X | | | X | | | | | | | | | | X | X | | |
| Trauben | X | | X | | X | | | | X | | | | | | | | | | | | |
| Walnüsse | | | | X | | | | | | | | | | | | | | | | | |
| Weizen | | X | | | | | X | X | | | X | | | | | | | | | | |
| Weizenkeime | | X | | | X | X | | | | | | | | | | X | | | X | | |
| Zitronen | | | | | | | | | | | | | | | | | X | | | | |
| Zwiebeln | X | X | X | | X | | | | | X | | | | | | | X | | | | |

Schädigungen: Diese »Antennen« sind entscheidend für die perfekte Kommunikation aller Zellen untereinander, vom Nervensystem über die Blutgefäße bis zur Immunzelle.

Gerade diese Vitamine, dazu die essenziellen Fettsäuren und das Enzym Carnitin, sind von maßgeblicher Bedeutung für die Harmonisierung des gesamten Immunsystems. Hinzuzählen muss man noch biochemische Stoffe wie Lycopen. Immunologische Untersuchungen haben ergeben, dass diese Substanzen das Krebsrisiko um 50 Prozent senken können – daraus darf man auch schließen, dass sie zum Schutz vor Arteriosklerose erheblich beitragen.

Kaum weniger wichtig als die reichliche und natürliche Versorgung mit Vitaminen ist die regelmäßige Aufnahme von Mineralstoffen und Spurenelementen durch die Nahrung. Sie sind absolut notwendig und von großer Bedeutung für die Zellneubildung, die Blutgerinnung, den Aufbau der Immunzellen und des Knochengerüsts, für die Kräftigung des Muskelapparats und der Regulierung der Drüsen, insbesondere die Regeneration der Schilddrüse und der Lymphknoten, für die Stoffwechselaktivierung, die Nervenbildung und die Energieversorgung der kleinen grauen Gehirnzellen, sie wirken zusammen in der immunologischen Abwehr von Krebs – kurzum: Ohne eine umfassende Versorgung mit diesen Substanzen erleidet unsere Gesundheit Einbrüche, weil ein Fehlbedarf auch nur eines Elements das Gleichgewicht der ganzen harmonischen Organanlage stört.

Statt nun den Tagesbedarf an Vitaminen, Mineralstoffen und Spurenelementen in Milligramm und Mikrogramm aufzulisten (den Sie ohnehin nie kontrollieren könnten), wollen wir den umgekehrten Weg gehen. Wir zeigen Ihnen einfach, was in einer täglichen Kost nach kretischer Art an solchen »Lebensmitteln« enthalten ist.

Den Immunologen beeindruckt, mit welch sicherem Griff die traditionelle kretische Küche hochwertige Naturprodukte auswählt. Von Bedeutung sind nicht allein Qualität und Inhalt der einzelnen Naturalien, sondern auch die optimale Zusammenstellung und das harmonische Zusammenspiel ihrer Kräfte.

# GEWÜRZE UND KRÄUTER

D as Gleiche lässt sich von den Gewürzen und Kräutern sagen, die auf Kreta reichlich verwendet werden. Auch hier überwiegen hochwirksame Ingredienzen. Die ätherischen Öle der Pflanzen entwickeln sich im Bioklima dieser Insel besonders ausgeprägt und wirken neben den Bitter- und Scharfstoffen auf die Nervenzellen ein, beruhigen oder stimulieren sie schon in kleinsten Mengen. Offenbar hat man bereits in minoischer Zeit um solche Wirkungen gewusst. Viele Gewürze enthalten Substanzen – wie das Allicin im Knoblauch –, die antibakteriell sind. Andere Inhaltsstoffe wie Sulfide, Flavonoide, Carotine, Cumarine und Terpene – sie sind beispielsweise in Ingwer, Sellerie, Gelbwurz (Curcuma) und Pfeffer enthalten – wirken sogar krebshemmend. Und wiederum hat sich bei den wissenschaftlichen Untersuchungen herausgestellt: Es sind nicht die einzelnen Substanzen (womöglich in Präparaten pharmazeutisch synthetisiert), sondern die Kombination mit anderen in der natürlichen Pflanze, die ihre hohe Effizienz gewährleisten.

Diese typischen, immunanregenden Würzpflanzen der kretischen Küche führen wir in alphabetischer Folge auf.

## KRETISCHE GEWÜRZE

- **Anis** wirkt schleim- und krampflösend, wehrt Bakterien ab und hilft gegen unreine Haut und Wechseljahrbeschwerden;
- **Anispfeffer** ist krampflösend und wirkt bei chronischen Darmbeschwerden, bildet eine schöne Haut und hilft gegen Falten;
- **Basilikum** ist gut bei Völlegefühl und Blähungen, treibt den Harn und vertreibt Migräne;
- **Brunnenkresse** ist immunologisch wirksam gegen Erkältungskrankheiten;
- **Dill** hilft bei Schlafstörungen und Magenschleimhautentzündung, Krämpfen und Menstruationsbeschwerden;
- **Estragon** regt die Verdauung an, wirkt gegen Fäulniserreger und Vergiftungen, senkt Fieber und hilft bei Asthma und Neurodermitis;

- **Fenchel** wirkt gegen Blähungen und schleimlösend bei Husten, sorgt für guten Schlaf und hilft bei Neurodermitis;
- **Ingwer** entspannt, besänftigt den nervösen Magen – auch bei Reisekrankheiten – und hemmt Entzündungen, stärkt ganz besonders die Immunabwehr;
- **Kapern** wirken belebend, verdauungsfördernd und gegen Fäulniserreger;
- **Kümmel** stärkt den Magen, reinigt das Blut besonders bei Entzündungen der Hoden oder der Brust und fördert die Milchbildung;
- **Lorbeer** stimuliert die Immunkräfte und wirkt gegen Lymphknotenschwellungen;
- **Nelken** sind ein Stärkungsmittel für den Magen-Darm-Trakt, überdies wirken sie desinfizierend im Mund-Rachen-Bereich, lindern Zahnfleischbluten – und sie verscheuchen Mücken;
- **Petersilie** reinigt das Blut, fördert die Durchblutung und entschlackt die Harn- und Verdauungswege;
- **Pfeffer** hilft bei schlechter Verdauung, Schmerzen, unreiner Haut;
- **Pfefferminze** stimuliert die Magensekretion und hilft bei Verdauungsstörungen, Erbrechen, Magen-Darm-Krämpfen und Gallenleiden;
- **Rosmarin** regt die Durchblutung an, wirkt bei niedrigem Blutdruck und Kopfschmerzen, stabilisiert die Leberfunktion sowie die Atemorgane und ist gut bei Erschöpfungszuständen;
- **Safran** ist besonders effizient bei Arteriosklerose, Prostataleiden und Menstruationsbeschwerden und wirkt verdauungsfördernd;
- **Salbei** wirkt gegen Schwitzen, Infektionskrankheiten, Kopfschmerzen und bei offener Mundschleimhaut;
- **Sellerie** hilft gegen Hautunreinheiten, Asthma und Erschöpfung;
- **Sesam** entgiftet bei chronischer Intoxikation und Allergien;
- **Thymian** desinfiziert und löst Krämpfe, regt die Drüsensekretion an und ganz speziell die Immunreaktionen;
- **Wacholder** treibt den Harn und desinfiziert den Verdauungsbereich, wirkt bei rheumatischen Beschwerden, fördert das Schwitzen und hilft gegen Herpes und Halsinfektionen.

Die Zusammenstellung der in der kretischen Küche stets und am meisten verwendeten Gewürze und Kräuter zeigt: Ihre Inhaltsstoffe

* stabilisieren den Magen-Darm-Trakt,
* entgiften den Verdauungsprozess,
* regen die Drüsenfunktionen und die Durchblutung an,
* stärken und fördern vor allem die körpereigene Abwehr bei aktuellen Verletzungen oder chronischer Schädigung des Gewebes und Gefäßsystems.

Diese herausragenden Wirkungen sind nun nur noch mit den anderen Vorzügen der Küche Kretas in Zusammenhang zu bringen:

* dem Gehalt an Vitaminen, Mineralstoffen und Spurenelementen in den vorwiegend vegetarischen frischen Naturprodukten,
* den einfach ungesättigten Fettsäuren des reichlich genossenen Olivenöls, die durch Carnitine aus gelegentlichem Fleischverzehr zu fast schlackenfreier Energiegewinnung umgesetzt werden,
* dazu der wöchentliche Fischkonsum, der durch Omega-3- und Omega-6-Fettsäuren speziell gegen Arteriosklerose wirkt.

Das ergibt die ideale Ernährungskombination, deren Wert die Wissenschaft erst jetzt erkannt hat: ein Jungbrunnen für die lebende und kommende Generation, wenn sie diesen Einsichten folgt und ihre Lebensweise ein wenig verändert.

Doch einfach wird dies nicht sein: Der Mensch hat sich an ein Leben unter Zeitdruck und an die rasche Nahrungsaufnahme teils industriell vorgefertigter und meist in der Substanz geschädigter Lebensmittel gewöhnt. Die Erde ist durch chemische Düngemittel, künstliche Futterzusätze und wiederum Überdüngung so geschädigt, dass sie kaum noch echte »Naturprodukte« hervorbringen kann. Die kargen Ansätze ökologischen Landbaus sind ein Luxusgut; und es klingt fast zynisch, dass dieser Luxus es uns immerhin möglich macht, uns auf kretische Weise mit Gemüse und Obst »aus deutschen Landen frisch auf den Tisch« zu ernähren.

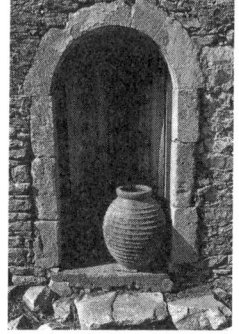

# LANGES LEBEN AUS DER KAPSEL?

**F**ührte man die Weisheit kretischer Ernährungsart und die Erkenntnisse wissenschaftlicher Forschung zusammen und setzte sie in praktisches Verhalten des Alltags um, würde dies bedeuten, dass es auf Erden 90 Prozent weniger Fälle von Infarkten, Arteriosklerose und Krebs gäbe. Eine fantastische Vorstellung, eine Sensation!

Könnte man diesen Stein der Weisen in eine geheime Formel gießen, die alle zur biologischen Grundversorgung notwendigen Ingredienzen einschließt? In eine Kapsel mit den lebensspendenden essenziellen Fettsäuren kretischen Olivenöls, mit den lebenswichtigen Vitaminen, Enzymen, Mineralien, Spurenelementen und Antioxidantien wie Carnitin, Folsäure, Lycopen und den gesund machenden Wirkstoffen des Weins oder der Trauben?

Erste Versuche dazu laufen an. Als Nahrungsergänzung jedenfalls wäre diese Kapsel von Wert – aber in ihrem Effekt schon dadurch begrenzt, dass so viel Olivenöl in einer Kapsel gar nicht unterzubringen ist, wie es als Transportmenge für die organische Umsetzung erforderlich wäre: ein zehntel Liter, 100 Gramm. Bevor Sie an dieser Überdosis ersticken, sollten Sie auf einen kräftigen Trunk von Olivenöl und kretische Küchenpraxis umsteigen ...

Den Stein der Weisen gibt es nicht, keine Geheimformel, keine Pille, die alles enthält, was der Mensch zum Leben braucht. Denn dazu gehört das frisch und grob gemahlene Getreide als täglich (Vollkorn-)Brot ebenso wie die Portion knackiges Gemüse und Obst auf dem Teller, und dazu gehört genauso die Geborgenheit und Gelassenheit im Leben mit anderen Menschen. Das gibt es weder auf Rezept noch aus der Kapsel. Das muss man erfahren, erwerben, erleben und auch erleiden, mit eigener Mühe und Liebe.

Doch einige existenzielle Voraussetzungen dazu kann man sich auch erarbeiten, ohne allzu große Mühe.

Haben wir das sehr pragmatische Geheimnis des Steins der Weisen für unser Leben begriffen, müssen wir unsere relativ unschuldig verluderten Gepflogenheiten der täglichen Ernährung umstellen.

Und ein wenig weiser geworden, wissen wir, wohin: auf die kretische Art, die zur Harmonisierung organischen Verhaltens führt, zu immunologischem Einklang und zu Gesundheit bis ins hohe Lebensalter.

Ich will es Ihnen an einem sehr modernistischen Beispiel verdeutlichen:

Ein riesiges Flugzeug, ein Jumbo-Jet, setzt mit gewaltiger Geschwindigkeit und getrieben von seinem Schwergewicht zur Landung an. Durch ein höchst differenziertes Anti-Scating-System rollt es geradeaus zu seinem Ziel, driftet trotz seiner massigen Antriebsenergie weder nach rechts noch nach links, sondern mindert und stoppt seine Fahrt genau zum geplanten Ort. Eine perfekte Harmonisierung aller technologischen, elektronisch gesteuerten Betriebssysteme des Flugkörpers, die jeder Einwirkung äußerer Kräfte auf ausgeklügelt angemessene Weise begegnet und störende Einflüsse ausschaltet.

Auf ähnliche Weise funktioniert die immunologische Harmonisierung Ihres Organismus; allerdings hat sich die Natur dieses System einige zehn- oder hunderttausend Jahre früher ausgedacht. Wenn die gedachte Linie, Ihre Gesundheit, durch äußere Störungen gefährdet wird und zu entgleisen droht, gibt es eine Immunantwort, ein Anti-Scating sozusagen. Das gesamte korrespondierende Körpersystem ist darauf ausgerichtet, alle irritierenden Faktoren auszugleichen und auszurichten, damit Sie auch die Stresssituationen des Startens oder Landens in Ihren Lebensprojekten bewältigen können.

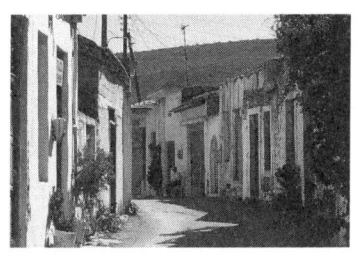

# DAS GESETZ DER LANGSAMKEIT

N un wissen wir freilich auch, dass wir in unserer schnelllebigen Gesellschaft mit zu hoher Geschwindigkeit fliegen und – anders als bei unseren Flugmaschinen – die Starts und Landungen (bei oft abgebrochenem Höhenflug) häufig halsbrecherisch sind: ungesunder Stress. Solchen kulminierenden Ansprüchen ist unser Organismus nur schwer gewachsen – er hat sich schließlich in Jahrtausenden entwickelt und für die aktuellen Leitlinien von Arbeitslosigkeit, Börsenkursen und Shareholders Value kaum Sensorien, auch wenn sie unser Leben bestimmen. Sie kommen dort nur als ungesunder Stress an – was ja auch den Tatsachen entspricht. Unter chronischen Erkrankungen oder Allergien leidet heute die Hälfte unserer Bevölkerung – das ist die Antwort unseres Körpers.

Wie lässt sich dem begegnen? Mit gutem Gewissen kann ich sagen: durch kretische Ernährungsweise. Sie hilft keinem über berufliche, familiäre oder emotionale Probleme hinweg – auch nur die Behauptung eines Trostes wäre anmaßend oder Unsinn. Doch die Zuwendung und Sorge für den eigenen Körper stärkt allein schon die Aufmerksamkeit, die Kraft und das Bewusstsein, die für das Selbstgefühl und den sozialen Umgang notwendig sind.

Die traditionelle Lebensweise der Kreter haben wir, sicher idealistisch überhöht, beschrieben. Sie trifft in den Grundzügen häufig dennoch zu. Wir brauchen nur die vorwiegend ländlichen Gemeinschaften, die Dörfer und abgelegenen Gehöfte zu betrachten, die von Touristen und den Segnungen des Fremdenverkehrs kaum berührt werden; die zu geringe Einkünfte haben, um sich aus Kühltruhen und zugelieferter Ware bedienen zu können, und weitgehend auf Selbstversorgung angelegt sind.

In diesem Zusammenhang gewinnen die Lebensformen der kretischen Landbevölkerung sogar besondere Bedeutung: der Wechsel von Einsamkeit und Geselligkeit im Tagesablauf und Wochenverlauf, von Gelassenheit und Fröhlichkeit, Demut und Stolz in den alten Ritualen und dazu ein religiös orthodoxer Hintergrund mit Fest- und Feiertagen und zwei wochenlangen Fastenzeiten, deren

Gebote ohne Nötigung eingehalten werden und allesamt den familiären und freundschaftlichen Umgang bestimmen.

Ein solches Sozialverhalten kann man sich in unseren zivilisatorisch angeblich hoch entwickelten Breiten kaum vorstellen – wo fänden wir denn noch Freunde von solcher Selbstverständlichkeit, die auf Zuruf da sind und zu Distanz und Zurückhaltung ebenso bereit wie zu Nähe und Hilfsbereitschaft fähig?

Das sind scheinbare Widersprüche; scheinbar, weil wir so feinfühlige und respektvolle soziale und emotionale Beziehungen eingebüßt haben, ihre Ambivalenz sehr direkten Ja/Nein-Entscheidungen unterordnen und damit ziemlich viel von uns selbst verloren haben. So jedenfalls würden Sozialpsychologen diese Verarmung erklären, und ich stimme ihnen zu.

Doch da ist, so verblüffend es Ihnen scheint, noch ein weiteres Moment: Trauen wir uns, das Wort Seele zu sagen. Die Immunologie spricht davon nicht. Gepriesen seien ihre und der Physiologie Erkenntnisse. Aber in der Stille verfolgt uns alle die sichere Vermutung, dass seelische und organische Fakten und Vorgänge einander auch immunologisch beeinflussen und die Harmonie des Lebens bestimmen. Wir wissen nur nicht wissenschaftlich exakt zu sagen, WIE sie das tun – und das ist das immer neu Wunderbare der menschlichen Natur.

Darum halten wir uns jetzt bescheiden an erwiesene Tatsachen: den auch physiologisch eindeutig belegten organischen Nutzen und Nährwert der kretischen Küche.

# DIE KÜCHE
## AUF KRETA

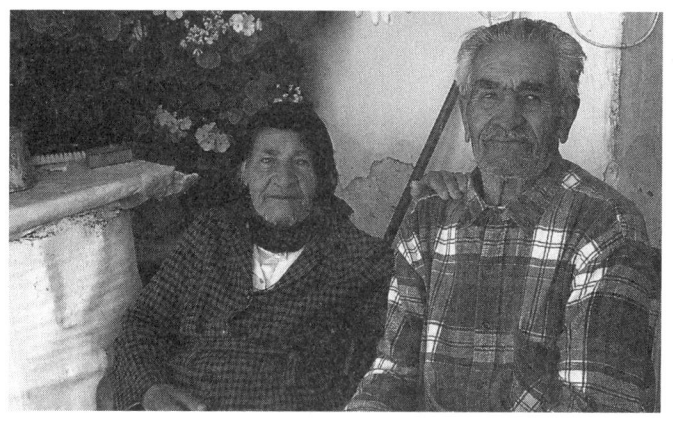

D er Mensch ist nicht, was er isst. Doch er gestaltet sein Leben, Gesundheit und Altern auch durch die Nahrung, die er wählt und auf seine Weise zubereitet. Wir haben allen Grund, von den Kretern zu lernen.

# NOCH EIN WENIG KÜCHENHISTORIE

D ie kretische Küchengeschichte beginnt mit Oliven und Schnecken.

Die frühesten Spuren für den Anbau von Oliven – und sicher verzehrte man nicht nur die Früchte, sondern wusste auch das Öl daraus zu nutzen – finden sich auf Kreta bereits aus der Zeit um 4500 v. Chr. Es gibt keine älteren Zeugnisse.

Kaum zweitausend Jahre später, in der minoischen Kultur von 2700 bis 1100 vor unserer Zeitrechnung, zeigt sich auch, wie gut man diese Naturschätze zu nutzen wusste. In den Ruinen der Paläste von Knossos und Phaistos wurden nicht nur gewaltige Ölamphoren (*Pithoi*) von zwei Metern Höhe entdeckt, sondern auch Tontafeln, auf denen die fabelhafte Buchführung der minoischen Verwaltung verzeichnet war.

Danach mussten Steuern auch in Form von Olivenöl entrichtet werden, und man wusste genau Bescheid über die Anbaugebiete und den Ölverbrauch der einzelnen »Städte« auf Kreta. Diese Naturalien boten dazu eine sehr solide Finanzbasis, denn Olivenöl, das ist ebenfalls nachzulesen, spielte eine herausragende Rolle im Mittelmeerhandel mit Syrien, Palästina und Ägypten, von dessen Ölprodukten der reisende griechische Philosoph Theophrastos übrigens nur naserümpfend – »stark riechend« – berichtete. Die kretische Qualität war offenbar schon damals unschlagbar und ausschlaggebend.

Überraschend war, dass man aus dieser Zeit neben den Gefäßen mit Olivenresten – als Opfergabe an die unterirdischen Götter in Brunnen versenkt – auch solche mit Schneckengehäusen fand. Das Nachwirken solcher Bräuche auf Kreta bis in die heutigen Tage zeigt, dass für diese Riten nur geschätzte Speisen gut genug waren: Schnecken also, und die zählen dort noch jetzt zu den beliebten Gerichten, freilich nicht stück-, sondern pfundweise.

Beschreibt man die heutige Ernährungsweise, so muss man ein

paar Selbstverständlichkeiten vorausschicken: Natürlich ist das nicht die Küche, die in fashionablen Hotels oder pauschalreisenden Touristen vorgesetzt wird. In solchen Lokalitäten und an den viel besuchten Stätten hat längst das ortsüblich nivellierte internationale Allerlei mit Fast-Food-Akzenten eingesetzt. Aber in dem kleinen Lokal um die Ecke und unterwegs kann es noch ganz traditionell zugehen.

Und Kreta ist auch sonst nicht gleich Kreta. Die Fremdensaison ist so lang auch wieder nicht, und die Entfernungen, die jeder Reisende täglich leicht hinnimmt, werden von der ländlichen Bevölkerung oft lebenslang nie überwunden. Kreta ist eine Insel; aber die meisten Bewohner des bergigen Innern kommen kaum ans Meer – und umgekehrt. Sie leben einfach in ihrer Umgebung, kleinen Flecken und abgelegenen Anwesen, die weder für Konsumläden noch für regelmäßige Versorgung von außen lohnend sind. Sie leben aus Gewohnheit wie Schlichtheit aus dem Eigenen, an der Küste wie im Land, und das hat ihre Eigenart und ihre Ernährungsform über viele Jahrhunderte bewahrt. Es handelt sich also ebenso um eine regionale Küche, deren Rezepte sich je nach Gegend unterscheiden.

Wir können aber auch feststellen, dass die traditionelle kretische

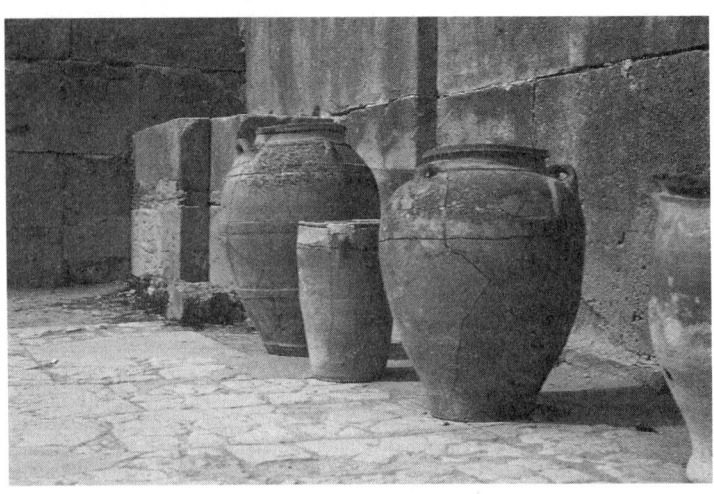

Küche noch aus dem minoischen Zeitalter stammt und bis heute in Abwandlungen Bestand hat. Oliven und ihr Öl, Getreide, Gemüse, Obst und Hülsenfrüchte, Würzpflanzen und Kräuter, dazu ein wenig Fleisch oder Fisch bildeten die Grundlage kretischer Ernährung. Öl und Getreide waren die Basis des minoischen Reichtums und Glanzes, denn landwirtschaftliche Produkte, in dieser Qualität und Fülle sonstwo offenbar weder kultiviert noch zu haben, waren die Hauptartikel des kretischen Handels über den ganzen Mittelmeerraum.

Dieser Austausch setzte sich noch in der dorischen und den klassischen griechischen und römischen Perioden fort, und zu oströmischer Zeit (395 bis 825) war Kreta ein kulturelles Zentrum des Byzantinischen Reiches, das seine orthodoxe kirchliche Verfassung (Fastenzeiten!) prägte. Nach einem arabischen Zwischenspiel geriet »Candia« durch den vierten Kreuzzug unter die Obhut der »Serenissima« Venedig, und die kulinarischen Spuren dieser jahrhundertelangen Begegnung (1204 bis 1669) finden Sie heute noch in der italienischen wie der kretischen Küche. Von der osmanischen Oberhoheit, die dann immerhin bis zur letzten Jahrhundertwende (1897/1908) dauerte, kann man das nicht sagen: Die Kreter hielten genauso wie die Griechen auf dem Festland an ihrem orthodoxen Christenglauben fest, und die Türken begnügten sich mit ihrem Herrschaftsgebaren. Die orientalischen Ingredienzen kretischer Küche sind älteren Datums und von friedlicher Herkunft des mediterranen Handels und Wandels. Der war schon immer »international«. Und dabei sind mehr Anregungen und Produkte von Kreta ausgegangen, als fremde in sein Landesinnere eingedrungen.

Wie sich dieser geschmacks- und gesundheitsfördernde »Export« auf den abendländischen Zivilisationsprozess auswirkte, ist übrigens noch interessante Untersuchungen wert. Eckart Witzigmann und ich haben festgestellt, dass die alten kretischen Rezepte und Nahrungsmittel, die er für Ihren Gebrauch und zeitgemäße Zubereitung neu gewandelt hat, in vielem sowohl den modernen Ansprüchen einer feinen und bekömmlichen Küche wie auch den physiologischen und immunologischen Anforderungen gesunder und harmonischer Ernährung unglaublich nahe sind.

# DIE LEBENSMITTEL

Wie also beschreiben wir ohne komplizierte ernährungswissenschaftliche Erläuterungen Vorzüge und Besonderheit der ländlich traditionellen Ernährungsweise Kretas in einfachen Begriffen?

- Ein besonders reines Olivenöl, auch durch den reichlichen Verzehr der frischen oder eingelegten Früchte mit ihren zusätzlichen Ballaststoffen aufgenommen, spielt eine große Rolle in der Alltagsküche. Bis zu 30 Prozent der täglichen Kalorienaufnahme werden durch dieses hochwertige Öl mit seinem reichen Gehalt an einfach ungesättigten Fettsäuren gedeckt. Um es in Mengen auszudrücken: Das ist etwa so, als würden Sie täglich ein Gläschen (100 ml) Olivenöl trinken.

- Die Grundnahrung besteht aus Obst – drei- bis viermal mehr, als wir zu essen gewohnt sind –, aus sehr viel frischem Gemüse und Salaten, reichlich Brot, Getreidespeisen und Hülsenfrüchten. Bestimmend ist, was die Jahreszeit gerade zur Ernte auf den Feldern, an Bäumen und Rainen und an Wildkräutern hergibt.

- Milchprodukte – meist in Form von Joghurt, Frischkäse und in Lake gereiftem Weichkäse (*Feta*) – spielen eine geringere Rolle. Auch dafür gibt es eine nahe liegende Erklärung: Auf dem meistenorts kargen Weidegrund finden nur Schafe und Ziegen ausreichend Nahrung, üppige Grasflächen zur Milchviehhaltung größeren Stils sind selten. Der Mangel an ausgedehnten Ackerflächen schränkt auch die Futtermittel für Hausvieh und Schweinezucht ein, denn der pflanzliche Ertrag der bäuerlichen Kleinwirtschaft reicht gerade für den eigenen Bedarf. Das führt wiederum zu dem Ergebnis – weniger Milchprodukte und wenig Fleisch –, dass der Anteil von tierischem Fett und Eiweiß in der menschlichen Versorgung geringer ist als in reicher gesegneten Ländern.

- Fleisch also gibt es selten, höchstens ein- oder zweimal in vierzehn Tagen, und dann eher vom Geflügel – Hühner finden beim Scharren immer ein Korn – als vom Lamm oder Zicklein – die ausgewachsenen Schafe und Ziegen muss man hüten, damit sie weiter für Nachwuchs sorgen – oder gar von Schwein oder Rind. Die letzteren kann man sich als Schlachtvieh nicht halten, müssten also teuer eingekauft werden; die anderen hebt man für hohe jährliche Festtage auf, an denen sie für opulente Familien- und Gastmahle geopfert werden.

• Fisch haben wir natürlich nicht vergessen. Die Statistiken, auch Ancel Keys Studien, sagen, dass er in der kretischen Ernährung eine bedeutsame Rolle spielt. Das ist im Prinzip und im Vergleich wahr, verlangt aber ein paar Ergänzungen:

In den Mittelmeergebieten wird aufgrund natürlicher Ernährungsbedingungen vergleichsweise sehr viel mehr Fisch verzehrt als in kontinentalen Binnenländern, und das ist der Gesundheit erwiesenermaßen zuträglich. Wir sollten diese Gewohnheit übernehmen: ein- bis zweimal in der Woche Fisch statt Fleisch.

Doch mit Meeresnähe allein ist der Unterschied zwischen den lebensfördernden Wirkungen mediterraner Ernährungweise und ihrer spezifischen kretischen Form nicht zu begründen. Vor allem dann nicht, wenn man weiß, dass der Fischverzehr in den Küstenregionen Kretas zurückhaltend ist und im Landesinneren Frischfisch keinesfalls täglich oder überhaupt angeboten wird. Der Verkauf des Meeresgutes ist ja für die Fischer Existenzgrundlage und für die Dorfbewohner der Einkauf nicht billig. Der Fischkonsum insgesamt ist auf Kreta um die Hälfte niedriger als im vergleichbaren Mittelmeerraum!

Die Suche nach Ursachen ist nicht allzu schwer und wird auch durch die Küchenrezepte bestätigt: Verwendet werden vor allem Kleinfische (etwa zu Fischsuppen und raschem Grillen) und kleinere Meeresfrüchte wie Kraken (Oktopus), Tintenfische (Kalamari) und Garnelen (Prawns und Shrimps). Die größeren Fänge wandern vorwiegend, wie überall, zum Verkauf an Hotels und Restaurants sowie Exportunternehmen oder werden vor der Küste schon von internationalen Trailern abgefischt und an Bord zu Gefrier- und Dosenware verarbeitet.

Aber an die alten Olivenhaine und die traditionelle Pressung ihrer Früchte zu feinstem Öl sind diese maritimen Multis der Lebensmittelindustrie noch nicht herangekommen. So viel zu Wohlstand, Ökologie und ökonomischer Globalisierung ...

- ◆ Schnecken: sehr kleinräumige, in jeder Hinsicht mühselige und gut verschalte Existenzen. Auf Kreta sammelt man die *Karavóli* zur Herbstzeit, wenn sie sich auf den kalkreichen Böden der Weinpflanzungen mit würzigen Kräutern voll gefressen haben, wie von alters her mengenweise ein, um sie mit frischen Gemüsen, Reis und anderen Körnern zu schmackhaften Ragouts zu verschmoren. Denn da stehen Fastenzeiten bevor, und die verbieten den Genuss von Fleisch.

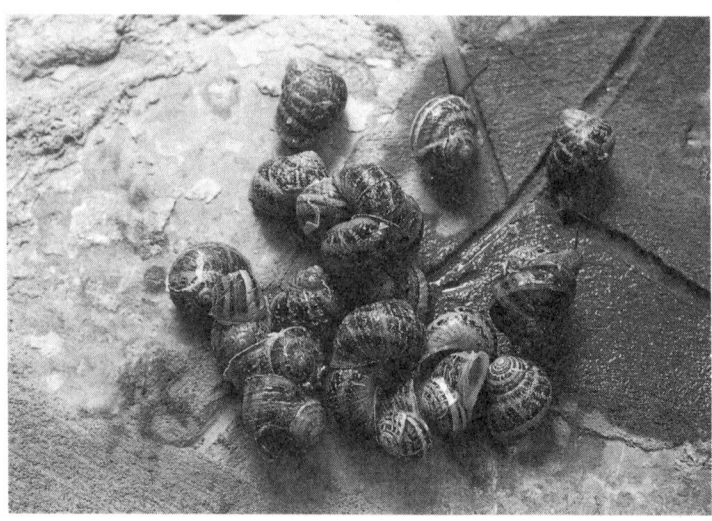

# FASTENZEITEN

D as ist wie die Frage nach der Henne und dem Ei. Was war zuerst: die kosmische Einsicht oder die religiöse Vorschrift? Sicher ist, dass eine Reduktion des Ernährungsverhaltens in gewissen Intervallen dem menschlichen Organismus, seiner körperlichen Gesundheit und geistigen Leistungsfähigkeit von Nutzen ist und beide steigert. Für den wochenlangen Verzicht entschädigt man sich dann mit großen Festen. Leicht ist die Enthaltsamkeit den Menschen nie gefallen, und schlau haben sie diese Termine eingerichtet. Zum Ende des Winters, im Februar und März, quellen die Gaben der Natur ohnehin sehr karg, und die angelegten Vorräte schwinden. Und zur Erntezeit im Sommer und Herbst muss man dann ein paar erinnernde und gesunde Fastendaten setzen, die das »memento mori« ins Gedächtnis rufen.

Damit sind exakt die Lebensgewohnheiten und Bräuche der Kreter erfasst, von der Antike bis jetzt, alle Zeitenumbrüche und Glaubensschwankungen überdauernd.

In der siebenwöchigen Fastenzeit vor Ostern, die von der orthodoxen Kirche eingefordert wird, werden keine Milchprodukte und kein Fleisch verzehrt, auch Olivenöl sollte nicht sein. Aber Meeresprodukte wie Oktopus, Sepie, Kalamari und andere Weichtiere wie Schnecken schon; und am 25. März, dem hohen Festtag von Mariä Verkündigung, wird ebenso wie am Tag der Verklärung Christi (6. August) Fisch gegessen. Zu Ostern gibt es dafür zur Feier Fleisch vom Lamm – immer von Gemüsen begleitet.

Am 15. November setzen weitere fünf Fastenwochen bis Weihnachten ein, in denen nur frische Gemüse und Hülsenfrüchte zulässig sind. Ausnahmetag ist der 6. Dezember des Heiligen Nikolaus. Da wird auch wieder Fisch geboten; aber frisch ist er selbst an der Küste je nach Wetterlage zu dieser Jahreszeit nicht leicht zu bekommen. Also gibt es dort Fischsuppe (*Kakaviá*) aus dem kleinen Fang oder ein Gericht aus getrocknetem Fisch (Stockfisch) mit Kichererbsen. Gemüse sind immer dabei.

Das sind, verteilt auf das Jahr, mehr als zwei Monate wochenlan-

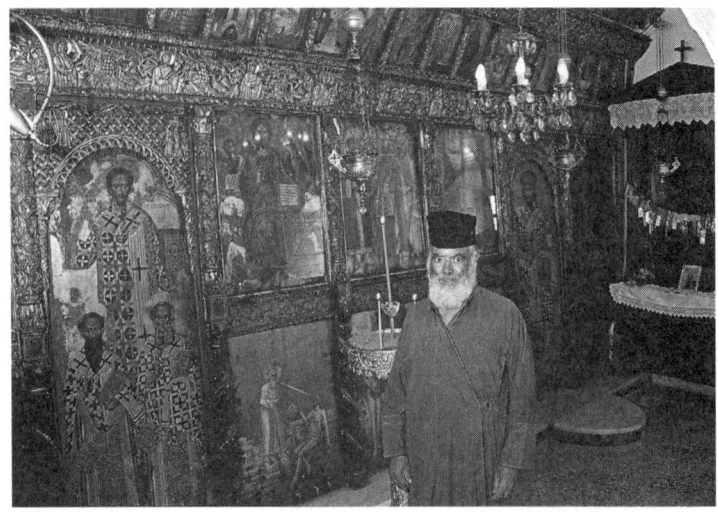

ger Fastenzeiten und dazu einige hohe Fastentage, an denen *keiner-lei* tierisches Fleisch noch Fett verzehrt wird. Wenn wir uns das – und unsere eigenen »Fastenzeiten« – bewusst machen, werden die Besonderheiten kretischer Ernährung deutlich.

Oder sind Sie vom Einkauf schon einmal zurückgekommen, ohne Wurst und Fleisch, Butter und Gebäck eingesammelt zu haben? Und wie viel Obst und Gemüse lag da in Ihrem Korb? Man muss an religiöse Fastenvorschriften ja nicht glauben. Aber ihr gesundheitlicher Wert ist medizinisch unbestritten und nun durch die jahrtausendealte Tradition kretischer Ernährungsweise Tag für Tag zu beweisen. Nicht striktes Diätfasten, aber konsequentes Ernährungsverhalten nach kretischer Erfahrung ist der Schlüssel, die Chance zu gesünderem Leben und hohem Alter.

# FLEISCH

N un möchte man kaum glauben, dass ein wohlhabendes Reich wie das der Minoer sich den Luxus des Fleischgenusses nicht gönnte. Und in der Tat: Die Archäologen konnten nachweisen, dass die alten Minoer Fleisch im Überfluss gegessen haben. Sie züchteten Rinder auf den Weiden der Flussniederungen, hielten Herden von Schweinen, Schafen und Ziegen an den bewaldeten Berghängen und hatten reichlich Wild. Doch diese Fleischesfülle war vornehmlich für die Herren und reichen Familien bestimmt.

Gewiss hat man nicht deshalb auf die Aufzucht von Rindern und Schweinen verzichtet. Das ergab sich aus dem Zerfall des Reiches, dem Verfall seiner Bewässerungssysteme und der Abholzung der Wälder, die von allen seefahrenden Mittelmeermächten jahrtausendelang rigoros geschändet wurden.

Von seiner vorantiken Blütezeit und deren Exportorientierung abgesehen, wurde auf Kreta immer eine Selbstversorgungswirtschaft betrieben, die dem Eigenbedarf der ländlichen Familien und der bescheidenen Versorgung der wenigen größeren Inselorte diente. Soweit nicht auch dort – oft fremde – Herrschaften und Kaufleute saßen und das Sagen hatten, die ihre Ansprüche leicht durch Importe decken konnten.

Für die Landbevölkerung galt, dass Großviehzucht Luxus war und ein bisschen Schweinehaltung – frei laufend und kaum im Koben – ein Pläsier für besondere Jahrestage. Die Schaf- und Ziegenherden mussten auf spärlichem Grund für sich selber sorgen, ergaben gerade genug für etwas Milch und Käse zum Hausverbrauch, Lamm oder Kitz zum Sonntagsmahl; ihr übriges Fleisch wurde konserviert oder wie die Innereien zu kleinen Imbissen oder Vorräten gestreckt.

Schweineschlachten ist ein weihnachtlicher Brauch, der bis auf griechisch-römische Mythologien zurückgeht: Da war es ein Opfer an den alles verschlingenden Titanen Kronos und seine – der gerettete Sohn Zeus hatte ihn dazu gezwungen – wieder ausgespieene Tochter Demeter, die Göttin der Fruchtbarkeit. Eine Empfehlung für

Schweinefleisch ist das auch nicht gerade, eher kannibalisch zu interpretieren ...

Jedenfalls beendet das Schweineschlachten am Heiligen Abend die Fastenzeit und wird an den Weihnachtstagen mit heftigen Fleischgelagen gefeiert. Was nicht unmittelbar als Festgericht

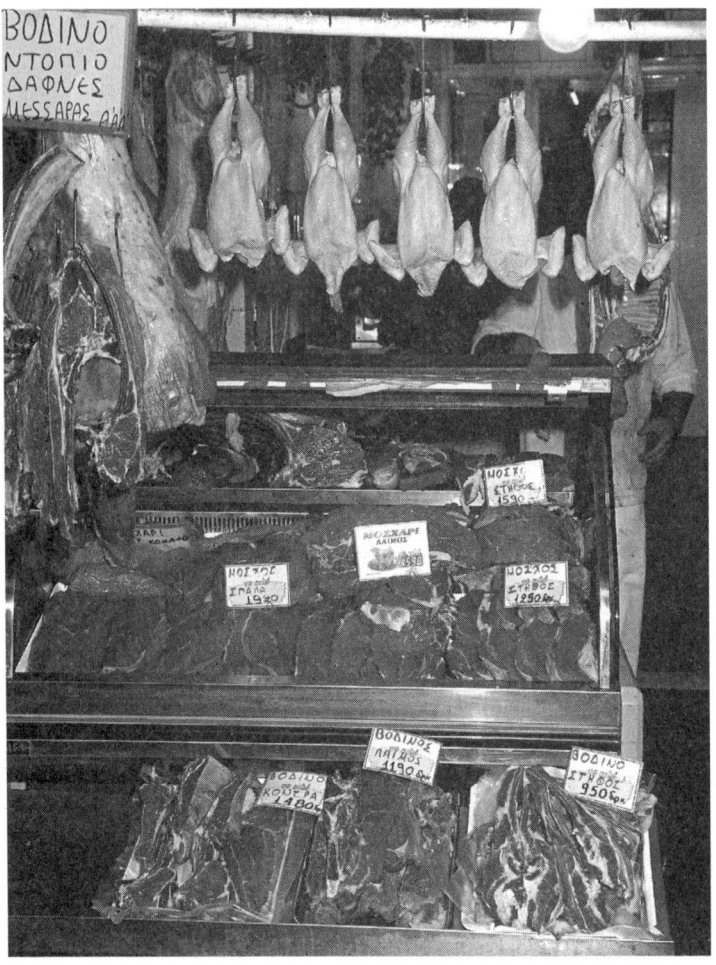

*Apaki* geräuchertes Fleisch und Würste vom Schwein zur
   Weihnachtszeit
*Apochti* gesalzenes Fleisch, an Sonne und Luft getrocknet
*Fouki* mit Käse gekochtes Fleisch, heute ähnlich *Tsoulamas*
*Ofto* gegrilltes Fleisch, auch Innereien und am Spieß
*Omathies* mit Fleisch, Blut, Innereien und eventuell Körnern
   gefüllte Därme (Italienisch: Sopressa, Französisch: Andouilletes,
   Deutsch: Pressack, Saumagen oder Pinkel)
*Patsa* dicke Suppe aus Kutteln, Fuß- und Bauchfleisch
*Polpetes/Keftedes* kleine Frikadellen, Buletten, Fleischpflanzl
*Sgaseto* geschmorte Fleischgerichte mit Zwiebeln
*Tseladiladia* gesülztes Fleisch

dient, wird wie bei jeder Schlachtung zum Vorrat verarbeitet, gekocht und gemischt, gepökelt, getrocknet, geräuchert. Denn Fleisch
ist selten und natürlich kostbar, soll für einige Wochen oder Monate als Zutat oder Imbiss haltbar werden.

Frisches Fleisch wird auf Kreta meist über Holzkohle gegrillt, am
Spieß gedreht und gebraten – heute über dem Herd oder nach alter
Art: Man hebt ein Erdloch aus, umkleidet es mit Steinen, bringt Koh-
lenstücke darin zur Glut; darüber werden Fleischstückchen auf
Spießen gegart. Oder man hebt ein tieferes Loch aus und wartet ab,
bis trockenes Holz in glühender Asche zu Stückchen verkohlt ist,
und legt das Fleisch direkt darauf. Oder man flammt es ab: Fleisch-
stücke über offenem Feuer rasch anbraten – *rare* bis *medium*. Zartes
Fleisch wie das von Lamm und Zicklein eignet sich dafür besonders.

Den Ursprung dieser raschen Methode sollte man nicht vergessen: Sie stammt aus unruhigen Zeiten, als sich die armen Kreter in
Küstennähe vor Seeräubern und im Gebirge vor fremden Landes-
herren hüten mussten, die plündern oder Sklaven nehmen wollten.
Der Rauch eines Feuers war da immer verräterisch, und man musste
schnell verschwinden, durfte keine festen Plätze anzeigen. Die Zu-
bereitungsweise war also durch Armut wie Angst erzwungen – erstaunlich, wie sich das zu einem gesunden Ergebnis vereint ...

# FISCH

U nsere Zeugnisse sagen eindeutig: Fisch war in Kreta überall nicht häufig, lediglich in Küstengebieten gab es ihn öfter. Im Inselinnern findet man eher Forellen als Brassen, und auch am Meer spielen Edelfische eine geringere Rolle als die kleinen Felsenfische und Meeresfrüchte: Oktopus und Kalamari, Krebse, Garnelen und Krabben. Sie werden gebündelt oder geschnitzelt in Öl gebraten oder fritiert, aus der Mischung bereitet man mit reichlich Gemüsen und Körnern und einfachen starken Gewürzen geschmack- und gehaltvolle Suppen und Eintopfgerichte. Größere Fische von den Dorsch- bis Thunfischarten sind von nachhaltigem Wert, weil man sie gesalzen und getrocknet oder eingelegt besser konservieren und handeln kann. So findet man sie überall wieder: aber nicht als Tagesmahl, sondern als kleinen Imbiss oder festliches Gericht.

Für Feinschmecker oder Gesundheitsapostel in unseren Breiten scheint es kaum glaublich: Auf der Mittelmeerinsel Kreta wird nur halb so viel Fisch gegessen wie in allen anderen mediterranen Einzugsgebieten! Am Fisch kann es also nicht liegen – und an den Schnecken auch nicht –, dass die kretische Gesundheitsverfassung so anders ist als anderswo.

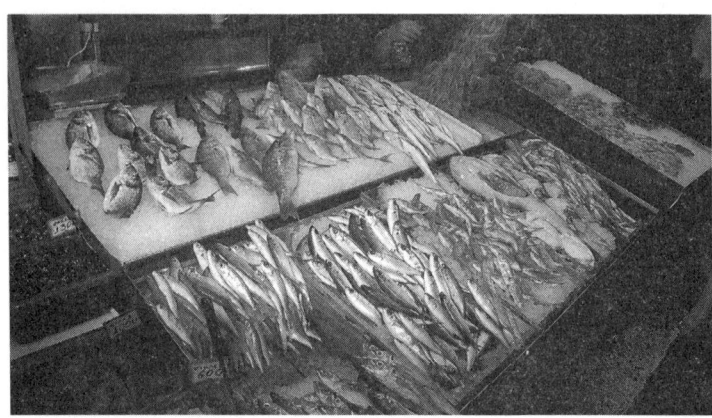

# GEMÜSE

D ie Kreter sind ein Volk von verstreut lebenden Kleinbauern, die sich an überlieferte Lebensformen und Ernährungsgewohnheiten halten. Was von außen kommt, berührt sie wenig. Sie leben aus dem, was ihre Erde, der Boden ihrer kleinen Umgebung hergibt. Da werden landwirtschaftliche Erträge noch wenig durch künstliche Düngemittel aufgepeppt, auch wenn das zunimmt und begreiflicherweise nahe liegt. Die Entscheidung zwischen der überlieferten kargen Existenz und ein wenig zusätzlichem Marktgewinn ist nicht leicht. Noch gilt aber in den wenig erschlossenen Gebieten: Das Land ist ihr Leben, und sie pflegen es auf hergebrachte Weise. Die Früchte des Feldes bescheren im Lauf der Jahreszeit ihre Lebensmittel. Da herrscht wahrlich kein Überfluss – doch was sie ernten und verzehren, taugt ihrer Gesundheit und ihrem Altern.

Freilich ist nicht zu übersehen, dass auch Kreta zu den geförderten Regionen der Europäischen Union zählt; und dazu gehört auch, dass jeder Bauer monetäre Zuschüsse für die Steigerung seiner Erzeugnisse bekommen kann, und das macht für ihn die Entscheidung zwischen Qualität und Quantität schwer. Erste Folgen sind schon wahrnehmbar: Große Flächenbetriebe dehnen sich aus, und klein bewirtschaftete Feldstücke werden intensiviert und erweitert, der Konkurrenzkampf ist im Gang. Wir hätten es so gern bewahrt, wie es war und wahr war ...

Aus minoischen Wandmalereien schon ist abzulesen, dass auf Kreta eine archaische Beziehung zur Natur und ihren pflanzlichen Gaben besteht – natürlich mehr im gemeinen Volk als bei den wohlhabenden Herrschern und Familien, die das zu eigenem Ruhm aufzeichnen ließen. Doch das Letztere können wir auch übertragen auf unsere Zeit und die »Entfremdung« der Konsumenten von lebenswichtigen Pflanzenstoffen, deren Nutzen kaum mehr bekannt ist. Einige dieser Gemüse sind in den letzten Jahren eher exotischer Globalisierung auf unseren Märkten wieder aufgetaucht, doch den gesundheitlichen Wert und die kulinarische Vielfalt dieser wie vieler unserer eigenen Pflanzen wissen wir noch kaum einzuschätzen.

Einige von ihnen besitzen so starke essenzielle, kräutergleiche Kräfte, dass wir sie unbedingt in unseren Speiseplan aufnehmen sollten.

Zu diesen kretischen Spezialitäten gesellen sich saisonbedingt Mittelmeerpflanzen wie Auberginen, Artischocken, Zucchini und andere Kürbisarten, Paprikafrüchte, grüne Bohnen und Erbsen, frische Weiße und Dicke Bohnen, Kicher- und Platterbsen und Lupinen, Spinat und Mangold, Sellerie und Rote Bete, Weinblätter, Blatt- und Kopfsalate und Kohlköpfe, Tomaten und Kartoffeln – die prächtig gedeihenden Importe aus der Neuen Welt – und natürlich reichlich Zwiebeln und viel Knoblauch zur Würze.

*Cichorium intybus*  ist eigentlich die Gemeine Wegwarte, doch ihre Kulturformen kennen Sie als Radicchio, Chicorée oder Endivie. »Radikio« wird oft und roh, seiner Bitternis wegen mit einer Essig-Öl-Marinade gemildert, gegessen. Die Kreter verwenden ihn ähnlich wie Blattspinat auch gekocht mit dieser Sauce.

*Cichorium spinosum*  heißt auf Kreta »Stamnagathi« und ist bei uns so gut wie unbekannt: die feingliedrigen Blattbündel eines wild wachsenden Strauches, die mit Lauchzwiebeln und frischem Dill als Salat angemacht werden.

*Lathyrus ochrus*  kultivieren die Kreter als »Psares« und verwenden die leicht bitteren Blätter zu Salaten: die typische Fastenspeise zur Osterzeit.

*Portulaca oleracea*  die sehr schmackhafte Fettsalatpflanze Portulak ist bei uns nur als spärliches Krautpflänzchen bekannt. »Glistrida« wird mit anderen Salatblättern, Gurken- und Tomatenschnitzen kombiniert und mit einer Marinade aus Öl und Essig zum Sommergericht und zum Griechischen Bauernsalat, wenn man noch Feta-Würfel darunter zieht. Sie wird aber auch zum Kochen und für Omeletts verwendet. Portulak ist durch den hohen Gehalt an Folsäure und deren Wirksamkeit gegen LDL-Cholesterin von besonderem gesundheitlichen Wert.

*Reichardia picroides*  oder »Agalatsida« ist im Geschmack ausnahmsweise süßlich und kann gekocht, in Ragouts geschmort oder mit Olivenöl zu Salat angemacht werden.

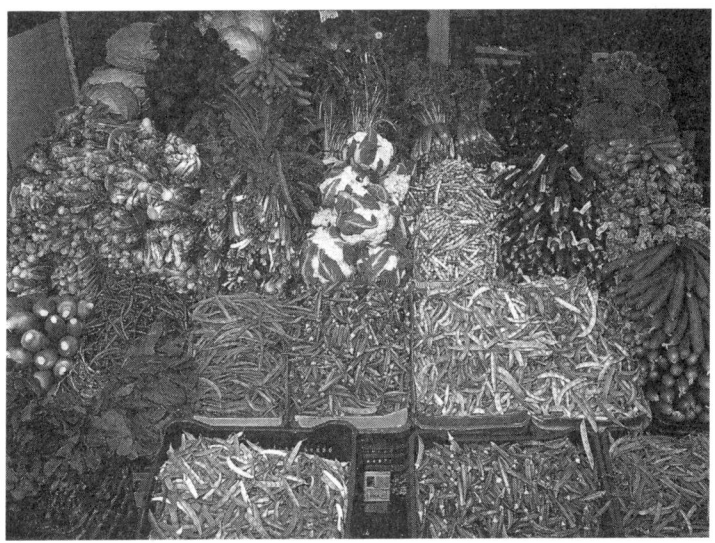

Die zahlreichen wild wachsenden Kräuter, in dieser Intensität und Fülle in deutschen Landen kaum vorstellbar, spielen mit ihren Aromen besonders bei der Zubereitung von Gemüsepasteten eine wichtige Rolle. Solche *Chortopites* gibt es in jeder Größe und Vielfalt der Füllungen. Ihre Beliebtheit hat außer geschmacklichen auch sehr praktische Gründe: Die gefüllten Teigtaschen lassen sich einige Tage aufbewahren und wieder aufbacken – und sie stellen eine gut transportable Tagesverpflegung dar.

Noch vor 40 Jahren waren die Bauern täglich 13 Kilometer auf den Beinen. Heute, so ergeben die Untersuchungen, laufen 70 Prozent der Kreter kaum noch zwei Kilometer am Tag. So viel zum Thema moderne Bewegungsarmut. Wir sollten uns besser die übrigen 30 Prozent zum Vorbild nehmen, und sei es auf dem Heimtrainer.

# HÜLSENFRÜCHTE

U m die getrockneten Kerne der Bohnen, Erbsen und Linsen ranken sich viele Mythen, Legenden und Bräuche. Hülsenfrüchte wurden wie Getreide den Göttern als Erntedank dargebracht. Einmal im Jahr kochte man sie als rituellen Eintopf, und an diesem Mahl nahm die ganze Familie teil, die Tiere erhielten davon, und auch die Vögel auf dem Dach des Hauses wurden bedacht. Die Gerichte *Palikaria*, *Psaropoliva* und *Mageria* gehen wohl auf diese Ursprünge zurück: Sie wurden in der griechischen Antike zu Ehren des Sonnengottes Apollo und des Götterboten Hermes als Opfer an die Toten und die Unterwelt – also symbolisch Himmel und Erde verbindend – zubereitet und auf gleiche Weise zelebriert.

Die Kerne der Lupinen sollen die Hauptspeise der schrecklichen Titanentochter Hekate gewesen sein, die nächtens mit ihren Zauberscharen Furcht verbreitete. Darum stellte man ihr am letzten Tag des Monats nach dem Hausputz – ein Akt der Reinigung also – auf einem dreibeinigen Schemel – so war sie noch auf Ikonen abgebildet – das »Abendessen der Hekate« vor die Haustür. Eine freundlichere Version sagt, dass die Armen des Altertums diesen Abend herbeisehnten, weil sie sich dann in den »Thermi« laben konnten: eine Armenspeisung also.

Wenn wir nun noch hören, dass Lupinen die Nahrung der kynischen Philosophen gewesen seien, die die Tugend der Selbstgenügsamkeit lehrten (so wie man Voltaire nachsagt, er habe sich im Alter nur mehr von Parmesan-Käse ernährt), kommen wir dem Kern dieser symbolischen Bedeutsamkeit nahe: Hülsenfrüchte galten als besonders kräftigende Nahrung, und in Anbetracht ihres hohen Proteingehalts (wie bei gereiftem Parmesan!) hat das seine Richtigkeit.

Kostbar waren und sind Hülsenfrüchte für karg lebende Naturvölker, überlebensnotwendig sogar, weil jede Dürrezeit oder Unwetterkatastrophe sie über den Rand des Existenzminimums werfen kann. Hülsenfrüchte kann man endlos lange aufbewahren, und wenn sie aufquellen, beweisen Erbsen, Linsen und Weiße Bohnen,

Dicke Bohnen oder die weißen Kerne der Lupinen mehr als andere mühselig getrocknete Pflanzen ihre »Nährmittelqualität«.

Das hat man auf Kreta, so zeigt der Kulturverlauf, vielleicht nicht früher als anderswo erkannt, aber als pragmatische Einsicht über die letzten Jahrtausende beibehalten. Hülsenfrüchte sind dort ein wesentlicher Bestandteil der täglichen Nahrung.

Dicke Bohnen und Lupinenkerne – *Loumbounia*, die man kocht und einige Tage in Meerwasser weicht, um ihnen die Bitterkeit zu entziehen, und mit Oliven und Brot verzehrt – waren und sind unentbehrliche Speisen in den Fastenzeiten der orthodoxen Kirche, die da selbst den Genuss von Öl untersagte.

Das ist dann wieder eine andere Geschichte: Wenn man während der Olivenernte im späten Herbst und beim Ausreifen des Öls im frühen Jahr – also in den orthodoxen Fastenmonaten – den Ölverzehr verbot, hatte wohl nur die byzantinische Kirchenherrschaft ihren Vorteil davon! Die Kreter haben sicher dennoch an ihren Gewohnheiten festgehalten, denn wenn das goldgrüne Labsal so reichlich floss – wer konnte schon kontrollieren, wohin ...

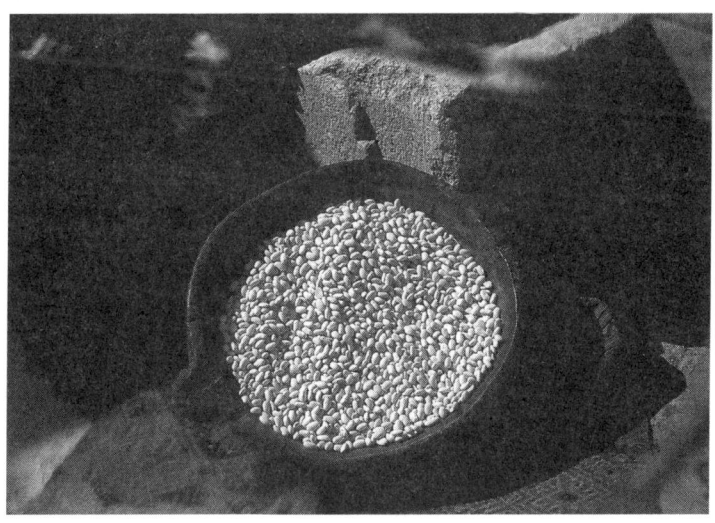

# BROT

W ie in allen mediterranen Zonen ist Brot aus Weizen und Gerste eine Grundsubstanz der Ernährung. Seine kretische Geschichte beginnt wieder bei den Minoern vor 4000 Jahren. Sie opferten das erste Brot des Jahres den Göttern, und dieser Brauch, eine Geste der Demut und des Dankes, wurde durch griechische, römische, byzantinische, arabische, venezianische und türkische Epochen bewahrt. Sie alle haben in den vielen Formen von Brot und Gebäck auf Kreta Ingredienzen und vor allem Zeichen hinterlassen. Manche Backwaren, aus besonderem Teig und mit ganz eigener Gestalt und Verzierung, sind kirchlichen Feiertagen vorbehalten; andere, wiederum eigener Ausformung und Zeichnung, besonderen Anlässen wie Hochzeit oder Taufe. Brot und Kultus beiben verbunden, und das erste Brot aus dem neuen Getreide wird noch immer dem Segen des Herrn dargebracht. Seine Grundlage, das grob gemahlene Mehl, hat sich nicht verändert.

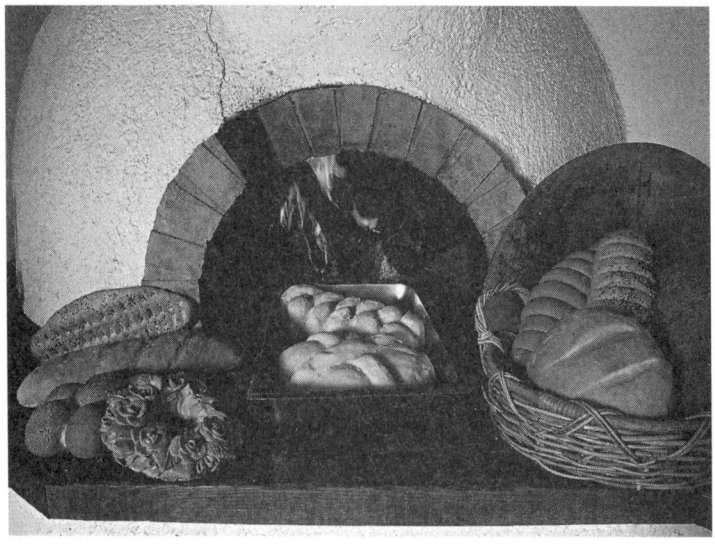

Brot und trockenes Gebäck, im eigenen Ofen oder vom Bäcker des Ortes traditionell aufbereitet, sind allgegenwärtig. Als Kauwerk bei der frühen Tasse Kaffee zu Hause oder beim Tässchen morgens im Kapheneion, als Begleiter von frischen Gemüsen und Obst beim täglichen Imbiss auf dem Feldstück oder der Bergweide, als Beigabe zum kurzen Mittagsmahl oder dem ausgiebigen Abendessen, trocken, süß oder salzig zum kurzen Kaffee oder erfrischenden Getränk untertags.

Warum das so ist, warum Brot den Magen ruhig stellen muss, wird klar, wenn wir uns den Rhythmus von Arbeit und Ruhe in heißen Zonen bei frühem Tagwerk vor Augen halten. Mittagszeit ist irgendwann zwischen ein und vier Uhr, aber da isst man nicht viel und bevorzugt die Ruhepause – hinter geschlossenen Läden oder im Schatten der Bäume. Danach hat man wieder einige Stunden intensiv zu tun, und das gemeinsame Tagesmahl ereignet sich erst in den auffrischenden Abendstunden ab acht Uhr: ein richtiges und geselliges Nachtessen, wie bescheiden oder opulent auch immer.

Welch zentrale Rolle das Brot in dieser Lebensweise spielt, machen schon die Sprachformen deutlich. »Für den Magen sind die Speisen die Fäden, das Brot aber ist der Webstuhl«, denn es durchsetzt alles und hält mehr als die Verdauung zusammen. Wenn die Hausfrau in Kreta zu Tisch ruft, sagt sie nicht »Essen gibt's«, sondern »Lasst uns Brot essen«.

Dieses täglich Brot ist freilich auch von besonderer Qualität. Sie wurde dem kretischen Getreide schon zu alter Zeit nachgerühmt und machte es begehrt. Weizen und Gerste wurden von alters her zwischen Steinen unterschiedlich grob gemahlen, je nach Verwendungszweck. Diese Handmühlen sind heute natürlich nicht mehr alltäglich, doch das Prinzip gilt noch immer.

# DIE KRETISCHEN MÜHLEN

D a kreist, von Hand bewegt, ein schweres steinernes Mühlrad im engen Gehäuse horizontal über einem gleich großen unbewegten Mühlstein um die im Unteren fest verankerte Achse. Deren Öffnung ist im oberen Stein größer, so dass man da die Körner zum Mahlen einfüllen kann. Der Rahmen, die Mühle, enthält am Boden eine Öffnung, aus der das Mahlgut »abfließen« kann. Es ist ganz logisch, dass man mit dieser Anordnung durch mehr oder minder Zugabe von Körnern und schnelle oder länger anhaltende Umdrehung des oberen Mühlsteins die Körnigkeit und Feinheit des Mehls bestimmen kann – das ist eine Frage des Fingerspitzengefühls und der Übung, eine sensible Sache also. Nicht weniger Sensibilität verlangt das Problem, welche Steine mit welcher Härte, Konsistenz, Struktur und Beschaffenheit sich für dieses Mahlverfahren eignen; denn dies alles bestimmt ebenso die Qualität des Mehls, und die mineralische Eigenart des Gesteins (Spurenelemente oder was immer) kann sich sogar dem Mahlgut mitteilen.

Es ist eine »kretische Erfahrungswissenschaft«, praktiziertes Hand- und Mühlwerk, von dem wir nur hoffen können, dass es sich noch lange erhält.

*Chontros* ist eine Spezialität dieser kretischen Verarbeitung: Weizenmehl unterschiedlicher Vollkörnigkeit, das zur Anreicherung von Schneckenspeisen, Fleischgerichten oder Gemüseragouts »ganz individuell« verwendet wird und auch bei der Zubereitung diverser Gebäcke.

*Alifalitis*  Brot, das beim Backen mit Öl eingepinselt wird
*Apopirias*  auf Kohlenglut gebackenes Brot
*Eftasimo*  ein Brot aus dem Mehl von Weizen und Kichererbsen
*Esharitis*  dünnes Brot auf dem Grill gebraten
*Klivanitis*  im Ofen gebackenes Brot
*Paximadi*  getrocknetes Brot aus Sauerteig
*Plitos*  im Wasserbad gegartes Brot

# TEIGWAREN

D a haben wir die kulinarischen Spuren der Serenissima Venedig im östlichen Mittelmeer. *Makaronia* heißen die Nudeln auf Kreta noch heute, *Lasania* ein Auflauf zwischen Teigblättern. Aber vielleicht liegen die Ursprünge noch viel ferner, und es stimmen weder die Legende, dass der Venezianer Marco Polo die Spaghetti aus China nach Italien importiert habe, noch dass die Etrusker sie 2000 Jahre früher in der Toskana erfunden hätten. Denn die kretische Kultur ist zwei Jahrtausende älter und auf Öl und Getreide gegründet. Und ihr heutiges Grundrezept für Pasta (*Mangiri*) basiert auf grob gemahlenem Weizen*gries* mit Wasser und Olivenöl im Teig, der ausgerollt, geschnitzelt und gezogen, getrocknet und wieder in Brühe gegart oder in Fleisch- und Gemüseragouts aufbereitet wird.

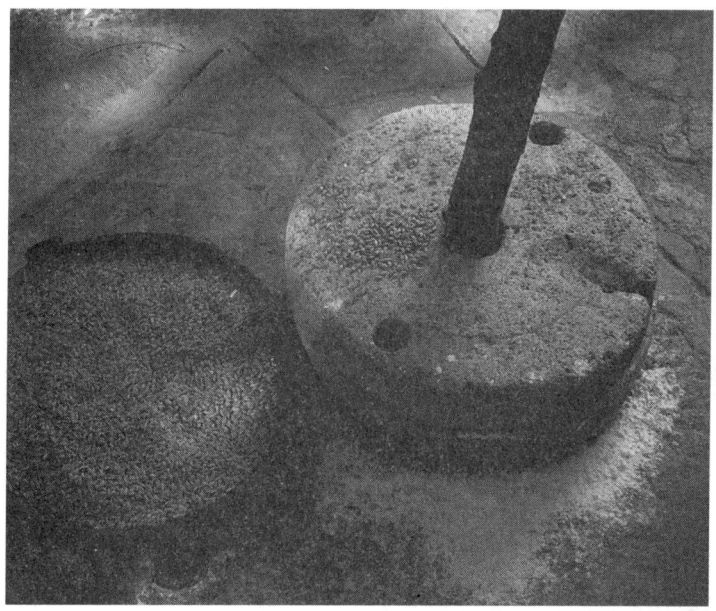

# GEBÄCK

**S**üßigkeiten bilden in der kretischen Küche eine eigene Kategorie. Meistens sind sie gar nicht so süß, sondern eher mit Käse im Teig ausgebackene Küchelchen und Kringel oder gefüllte Pastetchen.

Das ist freilich ein ganz besonderer Käse: *Misithra*. Er wird nach der Herstellung von Frischkäse aus Schafs- und Ziegenmilch aus dem abgetropften Molkesatz ausgekocht, der dann am Boden des Topfes ausfällt und in Körbchen ausgetrocknet wird. *Kallitsounia* heißen die Törtchen und Täschchen, die mit Milch und Mehl, Olivenöl und Eiern, Obstsäften und Mostkonzentrat zubereitet werden.

Und wenn dann Honig und Sirup, Mandeln und Nüsse, getrocknete Zitrate und Früchte aus dem Orient überhand nehmen, werden es richtige Süßigkeiten, Spezereien, »Zuckerbäckerei«. Nur mit einem Unterschied: Zucker, dieses der Gesundheit wenig zuträgliche Stärkekonzentrat, war darin ursprünglich nicht enthalten.

Kretische Spezereien, oft in (Blätter-)Teig aus Weizenmehl gekleidet oder damit vermischt, in Olivenöl ausgebacken und mit Honig und reduziertem Most gesüßt, zeichnen sich durch Bestandteile wie Safran, Sesam, Mohn, Mandeln, Walnüsse und immer wieder Honig aus – alles einheimische Produkte. Auch Joghurt, frische und halb gereifte Käse aus Schafs-, Ziegen- und Kuhmilch kommen darin vor. Früchte sind beliebt: Kirschen, Quitten, Weintrauben, Birnen, Äpfel, naturell in Schnitzen verarbeitet oder in Sirup eingelegt.

Ernährungsphysiologen können leicht vorrechnen, wie hoch der gesundheitliche Nutzen dieser Naturprodukte im Vergleich zu unseren von pasteurisierter Milch, Sahne und Butter – lauter tierischen Fetten – geschwängerten und überladenen Süßspeisen, Gebäcken und Torten ist, bei denen Gewürze, ölreiche Nüsse und Früchte (gar als chemische Extrakte aus der Ampulle!) nur eine untergeordnete Rolle spielen und selbst das Getreidemehl unter der Flut von Eiern – auch wieder tierisches Protein! – und raffiniertem Feinmehl verschwindet.

# DAS ÖL DER OLIVEN

N un helfen alle Querverweise nichts mehr, und jedes Räsonieren muss vor dem heiligsten Nahrungsmittel der Welt zurücktreten. Warum das Olivenöl von Kreta ein ganz besonderer Saft ist –

♦ solange denn die jahrhundertealten Bäume noch nach alter Weise gepflegt und fortgepflanzt, ihre Früchte von Hand schonend geerntet und ausgelesen, in überlieferter Art sorgsam gemahlen werden und der Brei behutsam zu Öl gepresst wird –

und das gesündeste Lebensmittel der Welt, muss mit Respekt erzählt werden.

Denn das ist eine lange Geschichte, nachweislich weit über 6000 Jahre alt, und sie erhebt Anspruch auf Herrlichkeit in klassischen Versen.

*Hier entsprang das Gewächs, dessen Asien sich nicht*
*und nicht die gewaltige Insel des Pelops sich rühmt,*
*ein Gewächs, nie alternd, sich selber entsprossen,*
*bestaunt vom Feind, der Stolz dieser heimischen Fluren,*
*grauschimmerndes Laub des ewig zeugenden Ölbaums.*
*Kein Junger, kein Alter wird je sich erdreisten,*
*an die heiligen Bäume zu legen die Hand.*
                    *Sophokles, Ödipus auf Kólonos, 407 v. Chr.*

Worauf der greise Tragödiendichter Sophokles sich beruft, ist freilich auch nur Mythologie, der Schatten der Wirklichkeit. Den Ölbaum, so sagt eine griechische Legende, habe die kluge Zeus-Tochter Pallas Athene nach Attika gebracht, und sie sei dafür zur Schutzgöttin Athens erkoren worden. Und die Fremdenführer erklären heute den Besuchern der Akropolis, der Olivenbaum direkt neben dem Erechtheion, der sei es gewesen.

Recht haben sie: Er ist das Symbol einer wunderbaren Tradition. Ölbäume sind den Anrainern des Mittelmeers heilig, und das

hat so konkrete Gründe wie Auswirkungen. In nicht wenigen
dieser Länder dürfen, wie schon nach dem Gesetz Solons in antiker und klassischer Zeit, Olivenbäume nicht ohne Genehmi-
gung gefällt oder auf neuem Grund angepflanzt werden; und
damit kehren wir aus dem Schatten der Sagen in die Wirklichkeit
zurück.

Die Kultur des Ölbaums und des Öls ist noch sehr viel älter als die
Zeugnisse, die wir davon aus minoischer Zeit oder dem Reich der
Pharaonen besitzen.

> *Ich habe Oliven in Deiner Stadt Heliopolis mit ihren Gärten und den*
> *vielen Bewohnern gepflanzt, aus diesen Pflanzen gewinnt man Öl,*
> *ein sehr reines Öl, damit die Lampen in dem Dir geweihten Heiligtum*
> *nicht erlöschen.*
>
> *Ramses III. (1198 – 1168 v. Chr.) an Gott Ra*

Und doch, der Baum der Oliven, *Olea europaea*, verbindet Orient
und Okzident, über die Ägäischen Inseln hat er sich nach Westen
fortgepflanzt, und Kreta war eine Schnittstelle dieser Wanderung.
Aristaios, ein Sohn des Apollo und der Nymphe Kyrene, hat seinen
Nutzen verbreitet. Denn er erfand, so erzählt der Mythos, den Bie-
nenkorb und die Bienenzucht (Honig!), die Zubereitung von Käse
und die Ölpresse! Zum Dank dafür nannten ihn die Alten den Kleinen Zeus, den Besten der Götter.

Olivenöl spendete nicht nur den Lampen ein sehr reines, nicht
flackerndes Licht. Damit rieb man sich auch die wunden Füße ein
und salbte den Körper. Besonders praktisch im Kampf und gesund
für die Haut war das Öl für die Olympioniken, die als Sieger mit Oli-
venzweigen bekränzt wurden, ein Symbol des Erfolges und Dankes.
Auf den Altären der Götter stieg der Rauch von Olivenholz auf.
Moses mischte auf Geheiß Jahwes aus Oliven ein Öl, mit dem auch
die Könige Israels gesalbt wurden. Noahs Taube verkündete nach
der Sintflut mit einem Olivenzweig den Frieden Gottes mit den
Menschen, und der barmherzige Samariter verband des Verletzten
Wunden »und goss drein Öl und Wein«. Die Ärzte des Altertums ver-

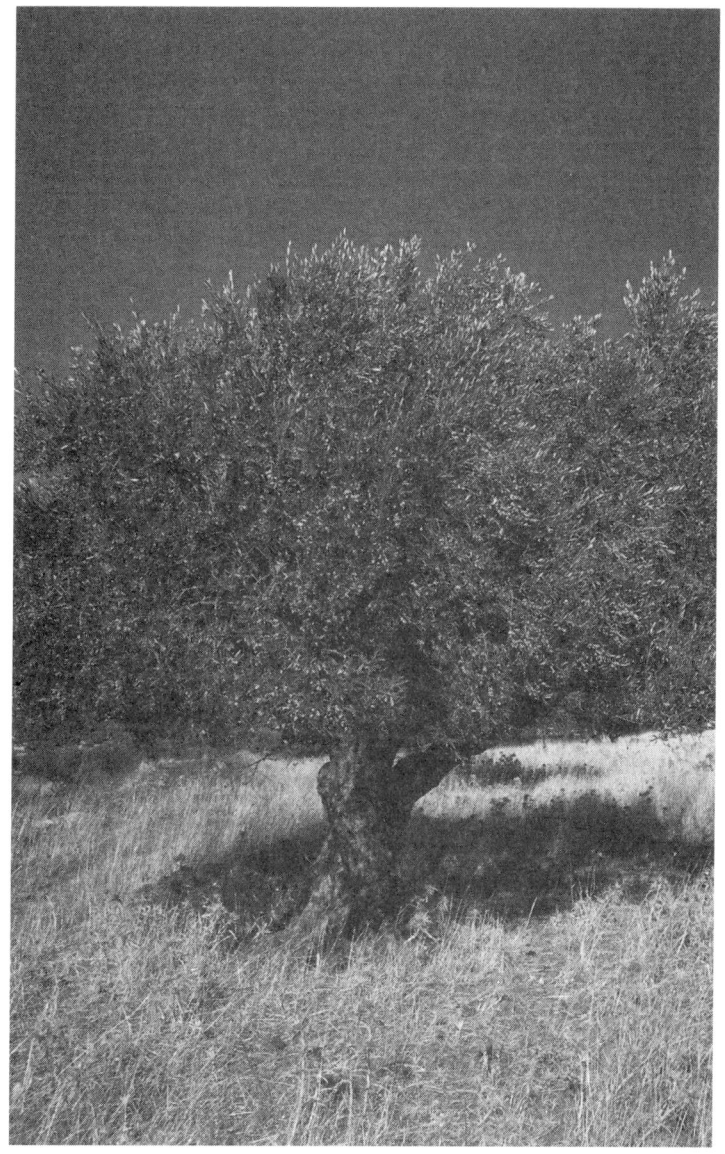

wendeten Olivenöl auch nach chirurgischer Behandlung, empfahlen warme Ölbäder bei Erschöpfung, Fieber und Neuralgien und verschrieben die Einnahme des Öls bei Gallensteinen und bei Geschlechtskrankheiten.

Durch all diese kultischen, religiösen und medizinischen Zeugnisse in Schriften und Funden wird deutlich, dass jedenfalls im mediterranen Raum der Wert von Olivenöl für eine gesunde Ernährung und seine Wirkung gegen Erkrankungen des Verdauungstrakts und des Gefäßsystems von alters her geschätzt und genutzt wurde.

Die Europäische Union fördert übrigens derartige Forschungsprojekte durch Programme (RAPHAEL) und Institutionen (EricARTS). Vielleicht ergibt sich daraus unter ernährungsphysiologischen Aspekten die Darstellung einer spezifischen »Ölbaumkultur« des europäischen Südens.

## DER SEGEN DER OLIVEN

Damit endet die Geschichte des Olivenöls freilich nicht, sondern damit beginnt sie von Neuem aus der alten Praxis und Erkenntnis. Der Wohlstand der letzten Jahrzehnte hat in den Industriestaaten den Konsum von Fleisch und tierischen Fetten in einem Maße ansteigen lassen, das in der Geschichte in dieser Breite wohl einmalig ist. Inzwischen wissen wir, dass das dem menschlichen Organismus nicht gut bekommt, es ist ein Über-Maß.

Sehr viel bekömmlicher und der Gesundheit zuträglicher sind pflanzliche Proteine und Fette, genauer gesagt Öle, denn auch das viel verwendete Produkt Margarine enthält zahlreiche tierische Rohstoffe. Nun gibt es zwischen den Pflanzenölen wiederum große Unterschiede nicht nur geschmacklicher Art. Die feinen – und teuren – Nuss- und Mandel-, Kürbis- und Traubenkernöle fallen da wohl weniger ins Gewicht, denn man benutzt sie in eher kleinen Dosierungen fast nur zur aromatischen Zubereitung von Salaten und Rohkost. Beim täglichen Kochen und Braten wird hierzulande meistens Sonnenblumen- oder Maiskeimöl verwendet – und die unterscheiden sich gewaltig von dem guten Öl aus Oliven.

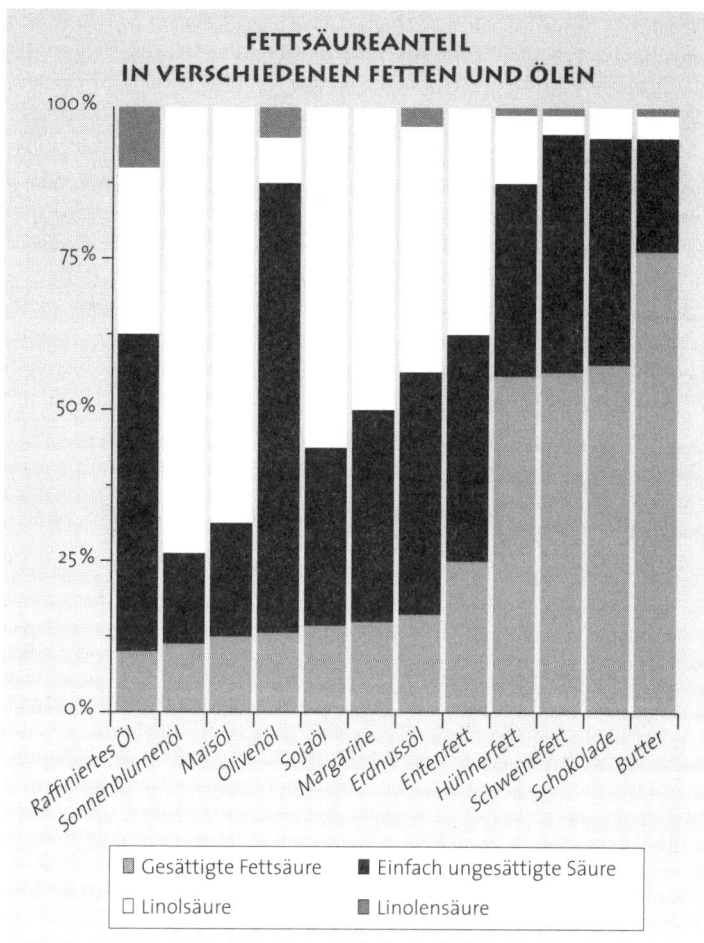

**FETTSÄUREANTEIL IN VERSCHIEDENEN FETTEN UND ÖLEN**

Entscheidend ist dabei die Zusammensetzung aus den drei verschiedenen Fettsäurekategorien: einfach ungesättigten – mehrfach ungesättigten – gesättigten. Das folgende Bild zeigt ihre Anteile:

Wie Sie sehen, besteht Olivenöl zu drei Vierteln aus einfach ungesättigten Fettsäuren (vor allem eben Ölsäure) und einem geringen Anteil mehrfach ungesättigter Fettsäuren (Linol- und Linolensäure), die man früher für wichtiger hielt. Und es enthält kaum gesättigte Fettsäuren, die nun effektiv gar nicht gesund sind und bei hoher Konzentration das ausmachen, was man »fette Kost« nennt. Jüngst gab es deshalb eine Diätempfehlung, nach der man *überhaupt und gänzlich* die Aufnahme von Fetten meiden sollte – aber das ist auch wieder Unsinn. Der Körper braucht Fettsäuren für den Stoffwechsel. Darum rieten Ärzte und Ernährungswissenschaftler bisher zu Pflanzenölen mit *mehrfach* ungesättigten Fettsäuren, die nachweislich den Cholesterinspiegel senken und damit dem Risiko von Herzinfarkten und Gefäßerkrankungen vorbeugen. Die vergleichenden Studien von Ancel Keys, Serge Renaud und anderen haben jedoch auf einen weiteren Zusammenhang aufmerksam gemacht.

**CHOLESTERIN**

Der griechische Name bedeutet »Gallenfett«. Dieses Sterin ist Ausgangsstoff für die Herstellung von Gallensäure, Vitamin D, die Steroidhormone der Nebenniere und von Sexualhormonen. Krankhaft ist das Auftreten in Gefäßwänden (Arteriosklerose) und Gallensteinen.

Cholesterin wird zu Recht als der Hauptschuldige von Herzbeschwerden benannt. Man muss jedoch ebenso erwähnen, dass es sich bei Cholesterin um ein unentbehrliches Stoffwechselprodukt handelt. Die größere Menge wird durch Nahrung aufgenommen, eine kleinere von der Leber mit Hilfe ungesättigter Fettsäuren hergestellt. Doch die Verbindung von Cholesterinspiegel und Herzbeschwerden ist nicht so direkt und eindeutig, wie das lange angenommen wurde: Die Keys-Studie zeigt, dass auf Korfu und erst recht auf Kreta zwar auffällig weniger Herzkrankheiten auftreten, die gemessenen Durchschnittswerte von Cholesterin aber wesentlich höher liegen als in anderen Regionen! Wie lässt sich das erklären?

Untersuchungen jüngerer Zeit haben erwiesen, dass das im Blut zirkulierende Cholesterin (in Verbindung mit verschiedenen Plasmaproteinen) in zwei große Gruppen aufgeteilt werden kann: Hochdichtheits-Cholesterin (HDL = High Density Lipoprotein) und Niedrigdichtheits-Cholesterin (LDL = Low Density Lipoprotein), man spricht von »gutem« (HDL) und »schlechtem« (LDL) Cholesterin. Das schädliche LDL-Molekül insbesondere in oxidierter Form wirkt degenerativ auf die Innenschicht der Arterien und erzeugt dadurch Arteriosklerose. Man kann dem therapeutisch begegnen sowie durch Ernährung vorbeugen, indem man die körpereigene Synthese von LDL mindert: durch die Zugabe (Pharmaka) oder den Verzehr (Nahrung) antioxidierender Substanzen, die natürlich auch in Zitrusfrüchten, Karotten, Tomaten oder Rotwein enthalten sind – den wesentlichen Bestandteilen der kretischen Kost. Die Wirkung dieser Antioxidantien wird durch das Öl der Oliven gesteigert.

Die Ergebnisse der empirischen Forschung in den Mittelmeerländern haben nämlich die wissenschaftliche Lehrmeinung korrigiert. Sie ging bisher davon aus, dass *mehrfach* ungesättigte Fettsäuren so positiv zu bewerten seien, weil sie den Cholesteringehalt generell senken – den an schädlichem LDL wie auch (leider) den an förderlichem HDL. Nun war schlagartig und unabweislich zu erkennen: Die bisher vernachlässigten *einfach ungesättigten*

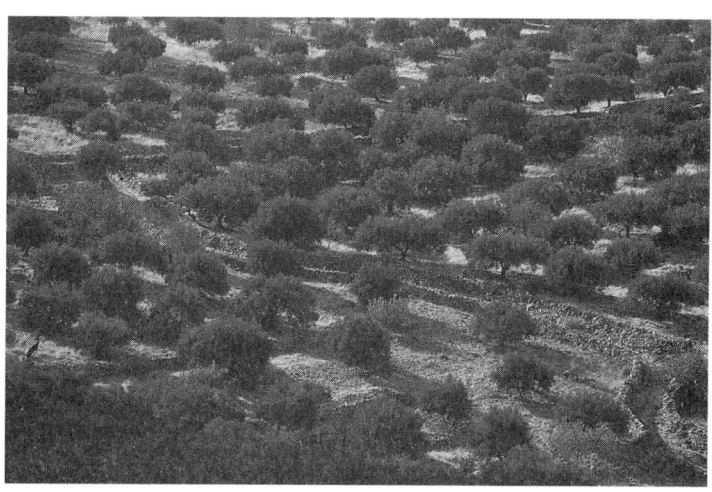

Fettsäuren senken allein den LDL-Anteil des Gesamtcholesterins, lassen jedoch die HDL-Substanzen unversehrt!

Der höhere Cholesterinspiegel bei der griechischen Inselbevölkerung auf Korfu und Kreta ist also unerheblich, weil der gesunde HDL-Anteil geschützt ist – durch die große Wirkung einfach ungesättigter Fettsäuren in reinem Olivenöl!

Verstehen Sie nun noch ein bisschen mehr, warum wir in Respekt vor der praktischen Weisheit minoischer Ernährung und antiker Ärzte vor 4000 Jahren von einer »fabelhaften« Sensation zum Jahr 2000 moderner Zeitrechnung sprechen?

## DIE QUALITÄTEN

Auch Olivenöl ist nicht gleich Olivenöl. Es gibt viele Sorten, Herkünfte, Verarbeitungsweisen und Qualitäten – wir könnten sie niemals aufzählen oder gar zuverlässig benennen. Wir sagen Ihnen nur, weshalb ein *gutes* Olivenöl aus Kreta nach ernährungswissenschaftlichen Kriterien und immunologischer Einschätzung das beste der Welt ist. Dabei gehen wir nicht vom Geschmack aus (das überlassen wir Ihrem Urteil), sondern allein vom gesundheitlichen Wert.

Andere Ölbäume anderswo tragen auch schöne Früchte, die Genuss und Gesundheit bescheren. Doch es ist sicher nicht falsch, wenn Sie bei den daraus gewonnenen Ölen nach den Methoden ihres Anbaus und ihrer Gewinnung fragen. Sie werden dann schnell merken, dass sich biologischer Anbau und behutsame traditionelle Verarbeitung auch in Geschmackskomponenten niederschlagen. Jedes dieser Öle hat, wie ein guter Wein aus verschiedenen Lagen und Sorten, seinen eigenen Charakter.

Nach den Normen und Bezeichnungen in der Europäischen Union können Sie sich bei solchen Feinheiten nicht mehr richten. Diese Benennungen sind sehr karg und industriefreundlich, also an Massenproduktion orientiert.

Die obere Güteklasse heißt »Natives Olivenöl extra«, die folgende »Natives Olivenöl«, die letzte raffiniert »Olivenöl«.

Vergessen können Sie alle drei, weil selbst in der höchsten Stufe Mischungen mit minderwertigen Olivenölen zulässig sind. Einen verlässlichen Anhaltspunkt haben Sie erst, wenn auch die Herkunftsbezeichnung »D.O.C.« oder »A.O.C.« ausgewiesen ist: *Denominazione di origine controllata* oder *Appellation d´Origine contrôlée*. Bei diesen Ölen ist – genau wie bei entsprechend ausgezeichnetem Wein – garantiert, dass sie wirklich und ausschließlich aus dem genannten Gebiet stammen und Anbau, Ernte und Pressung nach strengen Regeln kontrolliert werden. Ein einfaches Regulativ ergibt sich zudem aus dem Preis. Ein so kostbares und köstliches Olivenöl werden Sie kaum um weniger als 15 Euro für einen halben Liter erhalten. Der mühsame Herstellungsaufwand lässt da keine billigen »Schnäppchen« zu.

Das gute kretische Olivenöl erfüllt die Auflagen der strengeren EU-Richtlinie 16/2092/91. Das hervorragende Öl bietet noch einiges mehr, und davon wollen wir erzählen.

## OLEA EUROPAEA

Der Ölbaum ist ein ganz eigenartiges Gewächs. Es dauert fünf bis zehn Jahre, ehe die Pflanze ihre ersten Früchte trägt; und dann noch einmal zehn oder fünfzehn Jahre, bis sich der Ertrag lohnt. Was die Väter pflanzten, werden die Söhne und Enkel erst ernten. In dieser Zeit entwickelt der Baum allerdings auch ein Wurzelwerk, das über zehn Meter weit ausgreift und über fünf Meter tief in den Boden reicht. Darum schauen Olivenhaine immer so viel dürftiger aus, als es unsere romantische »Hain«-Vorstellung erwartet. Diese Bäume brauchen sehr viel Platz und Trockenheit, steinigen Boden, viel Sonne im Sommer und nur wenig Regenfälle im Winter, denn die notwendige Feuchtigkeit holen sie sich tief aus der Erde. Die kalten Monate um den Gefrierpunkt bekommen ihnen in der Ruhezeit gut; doch bei mehr als zehn Minusgraden stirbt der Ölbaum ab. Anhaltende Regenfälle und Winde verträgt er auch nicht, da wird er anfällig. Doch bei guten Bedingungen tragen Ölbäume einige hundert Jahre lang Früchte: Oliven.

Dieses Naturell deutet an, wie heikel die Pflege ist. Mit den modernen Methoden der Ertragssteigerung und Pflanzenbewirtschaftung kann man vielleicht kurzfristig Effekte erzielen, doch kaum für längere Zeit Erfolg. Ölbäume reagieren auf forcierte Behandlung unwirsch.

## ANBAU UND ERNTE IN HANDARBEIT

Im biologischen Olivenanbau wird das berücksichtigt, auch wenn es quantitative Einbußen bringt. Die Qualität zählt.

Es gibt keine zusätzliche Bewässerung und keine künstlichen Düngemittel. Ausgebracht wird nur natürlicher tierischer Mist von Schafen und Ziegen (den muss man sammeln!) und überwiegend pflanzlicher Kompost aus dem Grünabfall und Tresterausfall der Blätter und Früchte. Außerdem werden das Häcksel aus der Baumbeschneidung und das Unkraut im Boden eingearbeitet und damit abgedeckt.

Zur Bekämpfung der gefürchteten Ölfliege, die ihre Eier in reifenden Oliven ablegt, die Früchte durch diese Bohrlöcher der Oxidation ausliefert und die Oliven überdies in Gestalt der Larven mit tierischem Eiweiß durchsetzt, werden in jeden Baum tödliche Lockfallen für die männliche Spezies eingehängt. Dadurch werden die Vermehrung und das Auftreten der Schädlinge verhindert. Mühselig und ungeheuer aufwändig all dies – Handarbeit.

Die Ernte der schwarzen Oliven (grün sind sie nur im Vorstadium der Reife) zwischen November und Februar, je nach Reifegrad in der besonderen Lage, erfolgt wieder von Hand. Man streift die Oliven von den Zweigen ab und fängt sie in Netzen auf, damit sie nicht mit den schon zu Boden gefallenen, beschädigten oder faulenden vermischt werden.

Beim nächsten Schritt spielt die Geschwindigkeit eine große Rolle. Die unbeschädigt geernteten Oliven müssen rasch verarbeitet werden, damit sie nicht durch Druck und Lagerung quetschen und oxidieren. Zweige, Blätter und untaugliche Früchte werden ausgelesen, das Gut wird unter fließendem Wasser gewaschen und so von Staub und Verunreinigungen befreit. Im guten Fall ist es dann noch am gleichen Tag zum Kollern und Pressen bereit.

## PRESSUNG OHNE ERHITZUNG UND HEISSWASSER

»Kollern« ist ein anderes Wort für das Mahlen der Oliven zu Brei. Oliven enthalten in Gewebe und Kernen 15 bis 35 Prozent Öl, und um es zu gewinnen, muss man die Zellen aufbrechen, die Früchte zermahlen. Bei der heute üblichen Verarbeitung geschieht das mechanisch in metallenen Mahlwerken unter ziemlich hoher Geschwindigkeit, also recht fix.

Der Nachteil dieser Methode ist, dass dabei ziemlich hohe Temperaturen entstehen, die die organischen Substanzen angreifen, und außerdem die Fruchtmasse nicht gleichmäßig gemischt ist, also noch einmal in Mixern unter Wärmezufuhr durchgedreht wird. Bei dieser fortgesetzten Erwärmung können durch Kontamination andere Stoffe – auch aus dem Mahl- und Mixwerk – aufgenommen werden. Ähnliche Prozesse spielen sich ab, wenn bei der Pressung unter mechanischem Druck oder gar Zugabe von heißem Wasser (um den Ertrag zu steigern) erneut höhere Temperaturen entstehen. »Kalt gepresst« und »extra vergine« (Jungfernöl) darf sich das Produkt dann dennoch nennen, obwohl es offensichtlich gar nicht so kalt zuging und die Inhaltsstoffe schon bei Erwärmung über die natürlichen Tagestemperaturen hinaus Schaden nehmen.

Spitzenqualitäten werden auch heute noch nach alter kretischer Art erzeugt, doch sie sind selten.

- Die Oliven werden im Bottich von zwei aufrecht rollenden Steinrädern langsam in 20 bis 30 Minuten zu homogenem Brei gemahlen und vermischt.
- Die Mischung wird 10 bis 15 Minuten unter der natürlichen Raumtemperatur von 18 bis 20 Grad Celsius fortgesetzt, während man die Fruchtmasse auf kreisrunde Fasermatten fingerdick aufträgt.
- Etwa drei Dutzend dieser Pressmatten werden zum Turm aufeinander geschichtet. Dann fließen unter dem physischen Druck schon die ersten und köstlichsten Öltropfen ab, und durch hydraulische Pressung »erntet« man aus der Paste etwa 90 Prozent ihrer Ölflüssigkeit.
- Das Olivenöl wird anschließend in der Zentrifuge vom Fruchtwasser getrennt und abgefüllt.

Die Vorzüge dieser Ölgewinnung nach alter kretischer Weise sind klar zu benennen:

- Während des ganzen Prozesses steigt die Temperatur niemals über 28 Grad Celsius, dadurch bleiben die Vitamine, Nährstoffe und Aromen der Ölfrucht erhalten.
- Bei dieser Extraktionsmethode wird kein Wasser benötigt, um die Olivenpaste zu verdünnen, und darum werden die natürlichen Antioxidantien und Spurenelemente nicht ausgespült.

## EIN GLÄSCHEN OLIVENÖL

Sie schmecken und spüren diese Qualität, den ganz besonderen kretischen Saft, bei einem ganz einfachen Experiment, dessen Vorstellung Ihnen auf Anhieb sicher ungeheuerlich ist. Trinken Sie morgens auf nüchternen Magen ein Gläschen dieses Öls. Es schmeckt. Und es schmeichelt dem Magen und der Verdauung. Die ersten Beweise werden Sie nach zwei bis drei Tagen merken. Und nach vier bis sechs Wochen Kost *à la crète* wissen Sie, was Sie für Ihr Wohlgefühl und Ihre Gesundheit tun können.

Die Kreter wussten es schon vor 4000 Jahren.

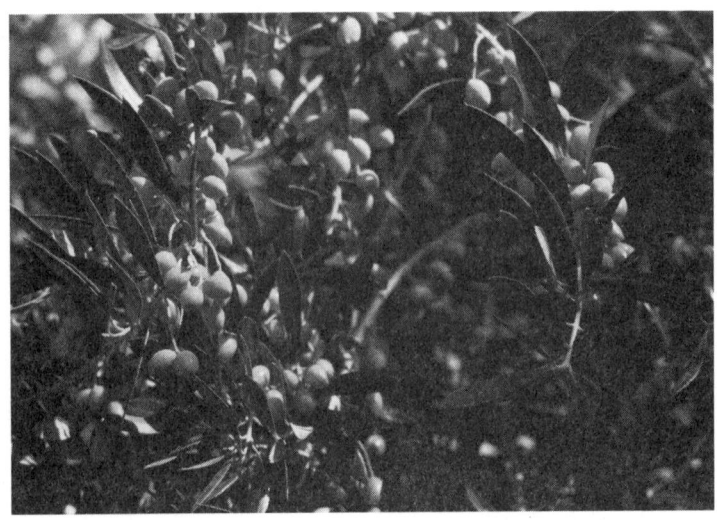

# DIE KRETA-KÜCHE
# FÜR SECHS WOCHEN

D ie größte Überraschung der umfangreichen Sieben-Länder-Studie von Ancel Keys und seinen Kollegen bestand in der statistisch gesicherten Erkenntnis, dass die kretische Testgruppe zu 95 bis 97 Prozent seltener an Arteriosklerose erkrankte und auch Herzinfarkte erheblich weniger auftraten!

Diese Zahlen waren und sind so unglaublich, dass man sofort weitere Überprüfungen und intensivere Studien anstellte. Sie zeigten: Sogar durch Herzinfarkt vorgeschädigte Patienten waren auf Kreta zu 70 bis 76 Prozent seltener von Neuerkrankungen betroffen als in anderen Ländern! Man untersuchte Vergleichsgruppen: Menschen, die aus dem mediterranen Raum ausgewandert waren und sich von den kretischen auf andere Ernährungsgewohnheiten umgestellt hatten – in Australien und Nordamerika, aber auch in Frankreich und Italien.

Die statistische Auswertung aller zusammengefassten Detailstudien lässt keine andere Erklärung zu: Allein die kretische Ernährung führt zu den unglaublichen vorbeugenden Wirkungen und großartigen Heilerfolgen im Krankheitsgeschehen von Arteriosklerose und Krebsgeschwüren.

Die medizinische Schlussfolgerung drängt sich auf: Kann man diese Erkenntnis nicht auch den Menschen anderer Gesellschaften zunutze machen?

Man kann – dies ist die schier fabelhafte Wahrheit und die Sensation zum Jahr 2000. Es ist möglich, innerhalb von sechs Wochen durch konsequente kretische Ernährungsweise die Risikofaktoren abzubauen. Entscheidend dabei ist das Stichwort Konsequenz: Man muss sich tatsächlich an die Grundlagen und Eigenheiten der kretischen Ernährung halten. Dann stellt sich sogar eine Rückbildung lebenslang »erworbener« arteriosklerotischer Veränderungen ein, so dass man medizinisch korrekt von Verbesserungen des Krankheitszustands sprechen kann.

Speisen wie die Kreter ist nun wirklich kein Opfer, sondern auch Genuss und eine neue belebende Erfahrung, wie unser Rezeptteil zeigen will. Eine gewisse Umstellung ist freilich für jene notwendig, die treu zu Mutters deftiger Kochweise stehen oder den reichlichen Verzehr von Steaks und fettreichen Speisen für den Beweis gehobenen Geschmacks halten.

Als wir mit unseren Experten auf Kreta die vielfältigen Rezepte prüften und probierten, die dort in den letzten Jahrzehnten gesammelt wurden, haben wir rasch entdeckt, dass viele der alten Rezepturen heutigem Geschmacksempfinden kaum mehr entsprechen. Darauf nahmen wir uns ihre wesentlichen pflanzlichen und fleischlichen Ingredienzen vor, deren Werte an Vitaminen, Mineralien und Spurenelementen. Wir stellten dafür Listen auf, verglichen sie mit Stoffen, die in der kretischen Küche gar nicht vorkamen, und analysierten dann die entscheidenden Merkmale der originalen Zubereitung.

Nach diesen Wertskalen hat Eckart Witzigmann, der mit uns in die Töpfe Kretas guckte, aus den altkretischen Rezepten neue Varianten komponiert, die seinem Ruf als Jahrhundertkoch gerecht werden. Wenn Sie nur ein bisschen von der Begeisterung, Hingabe und Liebe besitzen, die er bei der Prüfung der alten und der Anpassung seiner eigenen Rezepte entwickelte, kann Ihr Küchenerfolg nicht fehlschlagen: Die von ihm so einfach gestalteten Rezepte geraten zu kulinarischen Höhepunkten, die für jedes Gastmahl taugen.

Sie werden sehen, dass diese sechs Wochen Kreta-Kost eine Wende in Ihrem Körperbefinden bewirken. Wohlgefühl und innere Kraft, das Urgefühl von Gesundheit kehren in Ihr Leben zurück. Das bedrohliche Damoklesschwert koronarer Herzerkrankung und kontinuierlicher Verkalkung im Alter hebt sich hinweg, und es wächst die kreative Zuversicht, die sich selbst bewusste Schaffenskraft für das höhere Alter.

Lassen Sie sich die Sensation zum Jahr 2000 nicht entgehen. Machen Sie sich Ihre Chance durch einen so einfachen Schritt wie die Umstellung der Ernährungsweise zum Erleben und Erwarten eines gesunden, wachen und hohen Alters zu Eigen. Und geben Sie diese Grundlagen an Ihre Kinder frühzeitig, rechtzeitig weiter.

# KRETISCHE
## REZEPTE

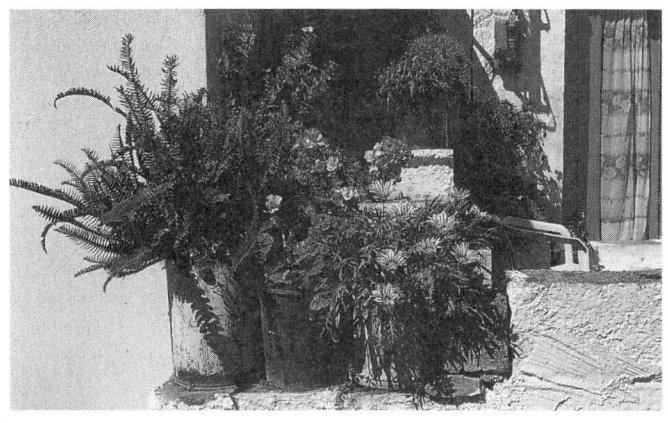

D ie Weisheit der alten Minoer schlug sich auch in ihren Ernährungsgewohnheiten nieder, deren Grundlagen sich über vier Jahrtausende bewahrt haben. Eckart Witzigmann, ein Großmeister in der Zunft der Kulinariker und Köche, hat die alten Rezepte neu gestaltet – getreu den Originalen, dem Geschmack unserer Zeit entsprechend.

# VORSPEISEN, SALATE UND KLEINE GERICHTE

## BAUERNSALAT MIT THUNFISCH

200 g grüne Bohnen
1 Zweig Bohnenkraut
Salz
4 EL Weinessig
Pfeffer aus der Mühle
50 g Zwiebelwürfel
6 EL Kreta-Olivenöl
200 g gekochte Kartoffeln
je 100 g rote und gelbe
  Paprikaschoten
30 g Frühlingszwiebeln
1 Knoblauchzehe
1 kleine Fenchelknolle

1/2 TL Zitronensaft
100 g Salatgurke
8 entsteinte schwarze Oliven
1 EL Kapern
200 g Tomaten
1 Kopfsalatherz
4 Sardellenfilets, in Öl eingelegt
2 hart gekochte Eier
120 g Thunfisch, naturell
  eingelegt
1 Stangensellerieherz mit Grün
grob geschroteter Pfeffer
1 Hand voll Portulak

**1** Bohnen an den Enden abknipsen und mit dem Bohnenkraut in kochendem Salzwasser bissfest garen. In Eiswasser abschrecken und abtropfen lassen. 2 EL Essig mit Salz und Pfeffer verrühren, die Zwiebelwürfel und 2 EL Kreta-Öl hinzufügen. Die Bohnen damit marinieren.

**2** Die warmen Kartoffeln pellen und in dünne Scheiben schneiden. 1 EL Essig, 2 EL Kreta-Olivenöl, Salz und Pfeffer verquirlen und die Kartoffeln damit marinieren.

**3** Paprikaschoten waschen, Stielansatz und Kerne entfernen, mit einem Sparschäler dünn schälen und in Stücke schneiden, Frühlingszwiebeln und Knoblauchzehe in dünne Scheiben schneiden und alles mit dem restlichen Kreta-Olivenöl und Essig vermischen. Die geputzte Fenchelknolle halbieren, in hauchdünne Scheiben schneiden und unter den Salat mischen. Mit Zitronensaft beträufeln.

**4** Salatgurke schälen, halbieren und die Kerne herausschaben. Die Hälften quer in dünne Scheiben schneiden und unter den Fenchel-Paprika-Salat mischen. Mit Salz und Pfeffer würzen.

**5** Oliven in Würfel schneiden, mit den Kapern und den gehäuteten, entkernten und in Streifen geschnittenen Tomaten zur Gurken-Paprika-Mischung geben.

**6** Eine große Schüssel mit Salatblättern auskleiden. Erst die Bohnen mit der Marinade, dann die marinierten Kartoffelscheiben darauf verteilen. Die Salatmischung, Sardellenfilets, geviertelte Eier, zerpflückten Thunfisch und gewürfelten Stangensellerie darüber geben und mit geschrotetem Pfeffer bestreuen. Selleriegrün und Portulak in kleine Stücke zupfen und darüber streuen. Alles vorsichtig und locker mit zwei Löffeln vermischen und auf große tiefe Teller verteilen.

# MÖHRENSALAT MIT ROSINEN UND MINZE

Für 4 Personen

*40 g Rosinen*
*600 g mittelgroße Möhren*
*6 EL Kreta-Olivenöl*
*1 TL Honig*

*2 – 3 EL Weißweinessig*
*Salz*
*Pfeffer aus der Mühle*
*1/2 Bund frische Minze*

**1** Rosinen in lauwarmem Wasser einweichen.

**2** Möhren schälen, in dicke Scheiben schneiden und im erhitzten Kreta-Olivenöl bei schwacher Hitze langsam anrösten, aber nicht anbräunen. Den Honig darüber träufeln und leicht karamellisieren lassen. Mit Essig ablöschen und die abgetropften Rosinen untermischen. Mit Salz und Pfeffer würzen.

**3** Minzeblätter abzupfen, in feine Streifen schneiden und unter die Möhren mischen.

Reichen Sie Ihren Gästen dazu lauwarmes Brot.

# SALAT VON PORTULAK
# MIT TRAUBEN

Für 4 Personen

*500 g frischer Portulak*
*250 g griechischer Sahnejoghurt*
*2 EL Kreta-Olivenöl*
*2 – 3 Knoblauchzehen*

*Saft von 1 Zitrone*
*Salz*
*200 g kleine, kernlose griechische*
*Trauben*

**1** Portulak verlesen, waschen, gut abtropfen lassen und in Stücke zupfen oder grob schneiden.

**2** Joghurt mit Öl, den fein geriebenen Knoblauchzehen, Zitronensaft und Salz verrühren und mit dem Portulak vermischen. Kurz durchziehen lassen, dann die gewaschenen, halbierten Trauben untermischen und gut gekühlt servieren.

**KRETISCHE TRAUBEN UND OLIVEN** der feinen Qualität sind nicht groß und prall und darum auch wässrig, sondern klein, kernig und geschmacksintensiv. Bedenken Sie das bei Ihrer Wahl, auch wenn es ein wenig mehr Mühe macht.

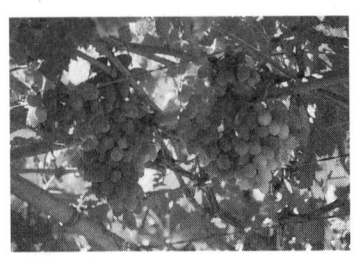

# AUBERGINENMUS

Für 4 Personen

2 möglichst schlanke Auberginen (ca. 400 g)
3 Zweige Thymian
1 Knoblauchknolle
5 EL Kreta-Olivenöl
Salz

50 g Zwiebelwürfel
2 entsteinte schwarze Oliven
1 Sardellenfilet, in Öl eingelegt
30 g Frühlingszwiebeln
1 TL Zitronensaft
8 – 10 Basilikumblätter

**1** Den Backofen auf 200 °C vorheizen. Die Auberginen waschen, den Stielansatz entfernen und rundherum mit einer Gabel einstechen. Mit den Thymianzweigen und der zur Hälfte quer eingeschnittenen Knoblauchknolle auf ein großes Stück Alufolie legen. Mit 3 EL Kreta-Olivenöl beträufeln, salzen und mit einem weiteren Stück Alufolie bedecken. Die Ränder der Alufolie rundherum fest verschließen und das Päckchen in den heißen Backofen legen.

**2** Auberginen nach 1 Stunde aus dem Ofen nehmen, der Länge nach halbieren. Das Fruchtfleisch herauslösen und mit einer Gabel zerdrücken. Nicht hacken, da sonst die Auberginenkerne zerstört werden und ihre Bitterstoffe freigeben. Die Thymianblätter dazugeben und die Knoblauchknolle vollständig halbieren. Die einzelnen Zehen aus der Schale lösen und durch ein Sieb in das Auberginenmus streichen.

**3** 2 EL Kreta-Olivenöl in einer Pfanne erhitzen und die Zwiebelwürfel darin glasig dünsten, ohne dass sie Farbe annehmen. Oliven, Sardellen und Frühlingszwiebeln getrennt fein hacken und mit den Zwiebelwürfeln unter das Mus rühren. Mit Zitronensaft abschmecken und zum Schluss die fein geschnittenen Basilikumblätter unterrühren.

Genießen Sie das Auberginenmus gekühlt mit Weißbrot.

# TERRINE VON FRISCHKÄSE, SCHMORTOMATEN UND OLIVEN-KRÄUTERCREME
Für 4 – 6 Personen

1. Schicht:

40 g Basilikumblätter

20 g Petersilienblätter

10 g Pinienkerne

20 g geriebener kretischer Hartkäse, z. B. Kefalotiri

2 geriebene Knoblauchzehen

15 g entsteinte grüne Oliven

150 ml Kreta-Olivenöl

Salz, Pfeffer aus der Mühle

2 Blatt weiße Gelatine

2. Schicht:

400 g Misithra, ersatzweise
Ricotta oder Quark

Salz

Cayennepfeffer

2 Blatt weiße Gelatine

Saft von 1/2 Zitrone

3. Schicht:

6 Tomaten

4 EL Kreta-Olivenöl

etwas geriebener Knoblauch
und Thymian

2 Blatt Gelatine

Salz

etwas Zucker

Außerdem:

6 Artischocken

4 EL Kreta-Olivenöl

2 EL Essig

Salz

Pfeffer aus der Mühle

**1** Für die erste Schicht alle Zutaten, außer der Gelatine, in einen Mixer geben und rasch fein pürieren. Die Gelatine in kaltem Wasser einweichen, in 1 EL heißem Wasser auflösen und langsam unter die Kräutermischung rühren. In eine längliche Terrinenform füllen und im Kühlschrank erstarren lassen.

**2** Für die zweite Schicht den Frischkäse glatt rühren und mit Salz und Pfeffer würzen. Die Gelatine in kaltem Wasser einweichen, im erhitzten Zitronensaft auflösen und langsam unter den Frischkäse rühren. Die Masse gleichmäßig auf die erstarrte Kräuterschicht streichen und erneut im Kühlschrank fest werden lassen.

**3** Für die letzte Schicht Tomaten häuten und entkernen, in kleine Stücke schneiden und mit dem Kreta-Olivenöl, Knoblauch, Thymian, der aufgelösten Gelatine, Salz und Zucker in einen Topf geben und im 160 °C vorgeheizten Backofen etwa 45 Minuten schmoren lassen. Abgekühlt auf die Käsemasse streichen und noch einmal kalt stellen.

**4** Artischocken putzen und in hauchdünne Scheiben schneiden. In erhitztem Kreta-Olivenöl braten und mit Essig, Salz und Pfeffer würzen.

**5** Die erstarrte, gut gekühlte Terrine in Scheiben schneiden und mit den lauwarmen Artischockenscheiben anrichten.

Wenn Sie für die dritte Schicht keine frischen, vollreifen Tomaten, sondern Tomaten aus der Dose verwenden, empfiehlt es sich, das Mus mit einem Blatt Gelatine anzudicken.

# ZWIEBEL-ORANGEN-SALAT MIT
# FETAKÄSE UND PORTULAK

Für 4 Personen

Salat:
2 Orangen (ca. 450 g)
2 kleine Fenchelknollen mit Grün
   (ca. 350 g )
Saft von 1/2 Zitrone
Salz, Pfeffer aus der Mühle
4 – 5 Frühlingszwiebeln
120 g milde, weiße Zwiebeln
1 Hand voll Portulak

100 g Fetakäse
40 g schwarze Oliven
Vinaigrette:
Saft von 1 Orange
Salz
Pfeffer aus der Mühle
1/2 TL Puderzucker
2 EL Essig
8 EL Kreta-Olivenöl

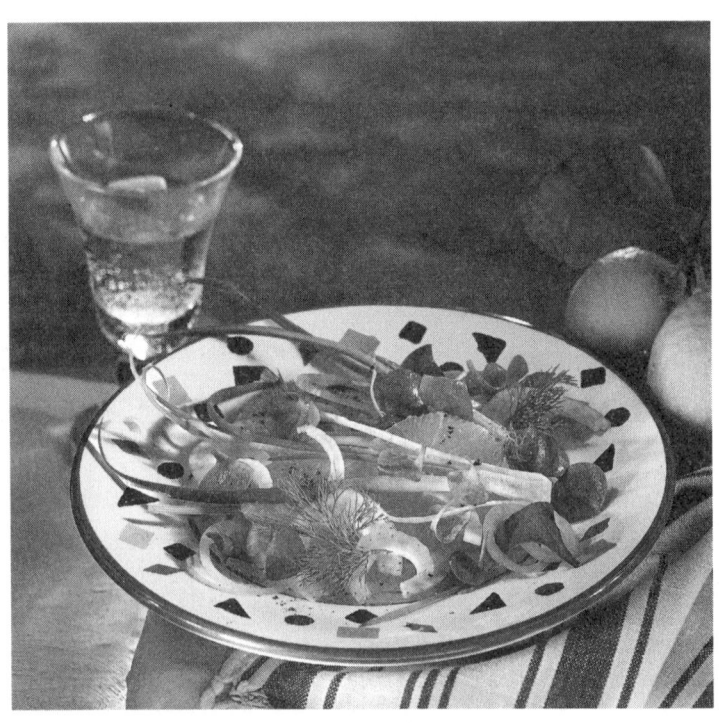

**1** Orangen so dick schälen, dass die weiße Haut völlig entfernt ist, dann quer in dünne Scheiben schneiden. Fenchelknollen putzen, waschen und halbieren. Das Grün entfernen und beiseite legen. Die Fenchelhälften quer in dünne Scheiben schneiden und mit den Orangenscheiben vermischen. Mit Zitronensaft beträufeln, mit Salz und Pfeffer würzen und kurz durchziehen lassen.

**2** Für die Vinaigrette Orangensaft mit Salz, Pfeffer, Puderzucker und Essig verquirlen und nach und nach das Kreta-Olivenöl dazugießen. Die Orangen- und Fenchelscheiben mit 2 EL von der Vinaigrette marinieren, nochmals durchziehen lassen.

**3** Von den Frühlingszwiebeln lediglich die unteren dicken Enden waschen und in Scheiben schneiden, die weißen Zwiebeln schälen und in dünne Ringe schneiden. Portulak waschen und gut abgetropft mit den Zwiebeln, dem zerbröckelten Fetakäse und den Oliven unter den Salat mischen.

**4** Auf Tellern anrichten, die restliche Vinaigrette darüber gießen und mit dem gehackten Fenchelgrün bestreuen.

**PORTULAK**, der in Großmutters Küche noch als »Burzelkraut« oder »Kreusel« auftauchte, ist heute auf unseren Märkten meist nur als sparsam dosierte Würzpflanze zu finden. Sie wird aber wieder gezüchtet und geliefert, und Ihr Händler kann sich auf ein entsprechendes Angebot auch in ausreichenden Mengen einstellen.

# GEFÜLLTE KALAMARI MIT PETERSILIENSAUCE

Für 4 Personen

4 mittelgroße Kalamari
1 Möhre
1 Selleriestange
1 Lorbeerblatt
5 schwarze Pfefferkörner
1 Zwiebel
8 EL Kreta-Olivenöl
4 EL gekochte, kleine weiße Bohnen
1/8 l Fischfond
200 g Garnelen
Salz
weißer Pfeffer aus der Mühle
1 Knoblauchzehe

1 Bund glatte Petersilie
4 Tomaten
1 Zweig Thymian
200 g Muscheln
400 ml Weißwein
2 Hand voll gemischte Salate
<u>Vinaigrette:</u>
1 EL Weinessig
Salz
Pfeffer aus der Mühle
4 EL Kreta-Olivenöl
einige Zweige Basilikum und
    Petersilie

**1** Kalamari putzen und waschen, geschälte Möhre und Selleriestange klein schneiden. Alles mit dem Lorbeerblatt und den Pfefferkörnern in einen Topf geben, mit Wasser bedecken und etwa 1 Stunde bei schwacher Hitze köcheln lassen.

**2** Zwiebel schälen, in Würfel schneiden und in 2 EL Kreta-Olivenöl glasig braten. Die Bohnen dazugeben und anschwitzen. Mit Fischfond ablöschen und köcheln lassen, bis die Bohnen anfangen zu zerfallen. Zerdrücken und abkühlen lassen.

**3** 2 EL Kreta-Olivenöl in einer Pfanne erhitzen und die Garnelen kurz anbraten. Mit Salz, Pfeffer und einer halben zerdrückten Knoblauchzehe würzen. Die Hälfte der Petersilie hacken und mit den Garnelen und Bohnen vermischen. Abkühlen lassen.

**4** Die gekochten, gut abgetropften Kalamari mit der Bohnenmischung füllen und jeweils mit zwei Zahnstochern verschließen. Backofen auf 200 °C vorheizen.

**5** Tomaten häuten und entkernen, in Stücke schneiden und in 2 EL Kreta-Olivenöl anschwitzen. Die gefüllten Kalamari darauf setzen, mit der restlichen gehackten Petersilie bestreuen und mit Pergamentpapier bedeckt 10 Minuten in den heißen Backofen stellen.

**6** Inzwischen das restliche Kreta-Olivenöl in einer Sauteuse erhitzen, restlichen zerdrückten Knoblauch und Thymian sowie die geputzten Muscheln hineingeben und mit Weißwein ablöschen. Zugedeckt köcheln lassen, bis sich die Muscheln öffnen.

**7** Salatblätter waschen, trockenschleudern und mit einer Vinaigrette aus Essig, Salz Pfeffer und Kreta-Olivenöl marinieren. Den Salat auf vier großen Tellern anordnen. Die Kalamari halbieren und mit den Muscheln dekorativ darauf verteilen. Mit abgezupften Basilikum- und Petersilienblättern und den geschmorten Tomatenstücken garnieren.

# ZUCCHINIBLÜTEN MIT SCHNECKEN GEFÜLLT

Für 4 Personen

| | |
|---|---|
| *4 große Zucchiniblüten mit* | *Sauce:* |
| *  Fruchtansatz* | *Salz* |
| *120 g ausgelöste Schnecken* | *1–2 Knoblauchzehen* |
| *2 Tomaten* | *etwas abgeriebene unbehan-* |
| *5 EL Kreta-Olivenöl* | *  delte Zitronenschale* |
| *1 EL Schalottenwürfel* | *1 Msp. frisch gemahlener* |
| *1 EL gehackte Petersilie* | *  Kümmel* |
| *Salz, Pfeffer aus der Mühle* | *5 EL Kreta-Olivenöl* |
| *1/2 TL abgezupfte Thymianblätter* | *1 EL Zitronensaft* |

**1** Von den Zucchiniblüten den Fruchtansatz abschneiden und den Stempel im Innern entfernen. Den Fruchtansatz in Würfel schneiden.

**2** Das Schneckenfleisch waschen, auf einem Tuch abtropfen lassen und in Würfel schneiden. Die Tomaten häuten, entkernen und in 1 cm große Würfel schneiden.

**3** 2 EL Kreta-Olivenöl erhitzen und das Schneckenfleisch darin kurz andünsten. Schalotten- und Tomatenwürfel sowie Petersilie dazugeben und anschwitzen. Mit Salz und Pfeffer würzen und auf einem Sieb abtropfen lassen. Die Blüten mit dieser Mischung füllen und die Enden gut zusammendrücken.

**4** 2 EL Kreta-Olivenöl in einer Pfanne erhitzen und die gefüllten Blüten unter vorsichtigem Wenden rundherum anbraten. Das restliche Kreta-Olivenöl erhitzen und die Zucchiniwürfel darin anschwitzen. Mit Salz, Pfeffer und Thymian würzen.

**5** Für die Sauce etwas Salz, fein geriebene Knoblauchzehen, Zitronenschale und Kümmel vermischen und das Kreta-Olivenöl unter Rühren dazugießen. So lange rühren, bis eine cremige Sauce entsteht. Mit Zitronensaft abschmecken und sofort über die auf den Zucchiniwürfeln angerichteten Blüten gießen.

**SCHNECKEN** sind im Herbst am feinsten, wenn sie sich in den Weinbergen für den Winter voll gefuttert haben. Dann finden Sie sie frisch auch auf den Märkten der Weingebiete – und natürlich das ganze Jahr über ausgelöst und tafelfertig in Dosen.

# SUPPEN, EINTÖPFE UND SAUCEN

## WIRSINGEINTOPF MIT KICHERERBSEN

Für 4 – 6 Personen

*1 kleiner Wirsingkopf*
*(ca. 600 g geputzt)*
*1 mittelgroße Zwiebel*
*4 EL Kreta-Olivenöl*
*140 g eingeweichte Kichererbsen*
*1 ¹/₂ l Gemüsebrühe*

*1 Lorbeerblatt*
*3 Salbeiblätter*
*¹/₂ Bund Petersilie*
*weißer Pfeffer aus der Mühle*
*8 – 12 kleine Scheiben Bauernbrot*
*180 g geriebener Käse aus Kreta*

**1** Den geputzten Wirsing halbieren, den Strunk entfernen und die Kohlhälften in Streifen schneiden. Zwiebel schälen, halbieren und in feine Streifen schneiden.

**2** Das Kreta-Olivenöl erhitzen und erst die Zwiebeln, dann den Wirsing darin anschwitzen. Die Kichererbsen dazugeben, mit Gemüsebrühe aufgießen und das Lorbeerblatt hinzufügen. Bei schwacher Hitze 30 Minuten leise köcheln lassen. Der Eintopf ist fertig, wenn die Kichererbsen zu zerfallen beginnen.

**3** Das Lorbeerblatt entfernen, Salbeiblätter und Petersilie fein schneiden und untermischen. Mit Pfeffer würzen.

**4** Die Bauernbrotscheiben mit Käse bestreuen und im heißen Backofen oder unter dem Grill goldgelb überbacken.

**5** Den Eintopf auf tiefe Teller verteilen und die Brotscheiben dazu reichen.

# MINESTRONE MIT MUSCHELN

Für 4 – 6 Personen

| | |
|---|---|
| *500 g frische Borlotti-Bohnen* | *Salz* |
| *2 Zweige Petersilie* | *300 g Flaschentomaten* |
| *2 Zweige Thymian* | *40 g Frühlingszwiebeln* |
| *1 Schalotte, gespickt mit 1 Lorbeer-* | *1/2 TL Thymianblätter* |
| *blatt und 2 Gewürznelken* | *40 g entrindetes Weißbrot* |
| *1 kg Miesmuscheln* | Basilikumcreme: |
| *80 g Schalotten* | *2 Knoblauchzehen* |
| *4 Knoblauchzehen* | *40 g Basilikumblätter* |
| *60 g Stangensellerie* | *50 ml Kreta-Olivenöl* |
| *8 EL Kreta-Olivenöl* | *1/2 TL Salz* |
| *200 ml Weißwein* | *Pfeffer aus der Mühle* |

**1** Bohnen auspalen (ergibt ca. 280 g Bohnenkerne) und in einen Topf geben. Mit Wasser begießen und je einen Kräuterzweig sowie die gespickte Schalotte dazugeben. Zum Kochen bringen, dann die Hitze reduzieren und zugedeckt 20 – 25 Minuten köcheln lassen. In ein Sieb schütten und die Bohnenkerne enthäuten.

**2** Muscheln putzen, waschen und geöffnete Muscheln entfernen. Schalotten und 2 Knoblauchzehen schälen und wie den Stangensellerie in kleine Würfel schneiden. 2 EL Kreta-Olivenöl erhitzen und das Gemüse darin glasig dünsten. Mit Weißwein ablöschen, salzen, je 1 Thymian- und Petersilienzweig dazugeben und zugedeckt 6 – 8 Minuten garen, bis sich alle Muscheln geöffnet haben. Geschlossene Muscheln herausfischen und wegwerfen. Den Muschelfond durch ein feines Sieb gießen und beiseite stellen. 3/4 der Muscheln aus den Schalen lösen, die restlichen für die Garnitur in der Schale belassen.

**3** 1 Knoblauchzehe schälen und fein hacken, Tomaten häuten, entkernen und in kleine Würfel schneiden. Frühlingszwiebeln putzen und in feine Ringe schneiden. 3 EL Kreta-Olivenöl erhitzen und Knoblauch und Frühlingszwiebeln darin glasig dünsten. Tomatenwürfel dazugeben, kurz anschwitzen und mit 1/2 l Muschelfond aufgießen. 5 Minuten köcheln lassen. Bohnenkerne, Muschelfleisch, Muscheln in der Schale und Thymian dazugeben und in 3 – 4 Minuten fertig garen.

**4** Weißbrot in kleine Würfel schneiden und mit der restlichen geschälten Knoblauchzehe im restlichen Kreta-Olivenöl knusprig braten. Herausnehmen und salzen.

**5** Für die Basilikumcreme die Knoblauchzehen schälen und im Mörser kräftig zermahlen. Gewaschene, abgetropfte und grob geschnittene Basilikumblätter dazugeben und zermahlen, dabei das Kreta-Olivenöl langsam dazugießen. Mit Salz und Pfeffer würzig abschmecken.

**6** Die Suppe auf tiefe Teller verteilen, die Croûtons darüber streuen und jeweils etwas von der Basilikumcreme in die Mitte geben.

# EINTOPF MIT GERSTE, GEMÜSE UND LAMM

Für 4 Personen

150 g Gerstenkörner
150 g Zwiebeln
300 g Lammfleisch von Nacken
   oder Schulter
4 EL Kreta-Olivenöl
1 Knoblauchzehe
Salz
3 l Fleischbrühe
1 Kräutersträußchen (je 1 Zweig
   Thymian und Petersilie,
   1 Lorbeerblatt)
1 Gewürznelke

100 g Möhren
150 g Kartoffeln
2 Selleriestangen
150 g Lauch
4 Eigelb
300 g griechischer Joghurt
Pfeffer aus der Mühle
frisch geriebene Muskatnuss
einige Spritzer Weißweinessig
je 1 EL gehackte Petersilie und
   Minze

**1** Die Gerste über Nacht in reichlich kaltem Wasser einweichen.

**2** Die geschälten Zwiebeln in kleine Würfel, das Lammfleisch in etwas größere Würfel schneiden. 3 EL Kreta-Olivenöl in einem Kochtopf erhitzen und die Zwiebelwürfel darin glasig dünsten. Das Lammfleisch hinzufügen und leicht anschwitzen, es soll nicht braun werden. Die gut abgetropfte Gerste dazugeben. Die Knoblauchzehe mit Salz fein zerdrücken und dazugeben. Mit Brühe aufgießen, die zusammengebundenen Kräuter und die Nelke hineingeben und etwa 40 Minuten köcheln lassen.

**3** Möhren und Kartoffeln schälen, die Selleriestangen und den Lauch putzen und gründlich waschen. Alles in 1/2 cm große Würfel schneiden. Das restliche Kreta-Olivenöl in einer Pfanne erhitzen und die Gemüsewürfel darin kurz durchschwenken. 15 Minuten vor Ende der Garzeit in die Suppe geben. Gewürzsträußchen und Nelke entfernen.

**4** Eigelb und Joghurt in einer großen Schüssel verquirlen. Nach und nach einige Schöpflöffel von der heißen Suppe darunter rühren. Diese Legierung zurück in den Topf gießen und die Suppe nicht mehr kochen lassen. Mit Pfeffer, Muskat und Essig würzig abschmecken, auf vorgewärmte tiefe Teller verteilen und mit Petersilie und Minze bestreuen.

# FRÜHLINGSGEMÜSEEINTOPF

Für 4 Personen

| | |
|---|---|
| *150 g mehligkochende Kartoffeln* | *1 l Hühnerbrühe* |
| *150 g Möhren* | *50 g ausgepalte Erbsen* |
| *150 g Blumenkohl* | *etwas fein gehackte Knoblauch-* |
| *100 g kleine grüne Bohnen* | *zehe* |
| *1 Zwiebel* | *1 Prise gemahlener Kümmel* |
| *4 EL Kreta-Olivenöl* | *2 EL frisch gehackte Frühlings-* |
| *100 g ausgepalte Bohnenkerne* | *kräuter (Petersilie, Basilikum,* |
| *Salz* | *Estragon)* |

**1** Kartoffeln und Möhren schälen und in kleine Würfel schneiden. Blumenkohl in kleine Röschen teilen, von den Bohnen die Enden abknipsen und in mundgerechte Stücke teilen. Die Zwiebel schälen und in Würfel schneiden.

**2** Kreta-Olivenöl in einem Schmortopf erhitzen und das vorbereitete Gemüse darin andünsten. Die Bohnenkerne dazugeben, salzen und mit Hühnerbrühe aufgießen. Zum Kochen bringen und etwa 10 Minuten sanft köcheln lassen, dann die Erbsen dazugeben. Mit Knoblauch, Kümmel und etwas Salz würzen und in 8–10 Minuten fertig garen. Mit gehackten Kräutern bestreut servieren.

# LINSENSUPPE MIT GEBRATENER
# KANINCHENLEBER

Für 4 Personen

| | |
|---|---|
| 1 kleine Zwiebel | 1 Zweig Thymian |
| 50 g durchwachsener Räucherspeck | 4 Zweige Petersilie |
| 3 EL Kreta-Olivenöl | Einlage: |
| 2 – 3 EL Rotweinessig | 120 g Kaninchenleber |
| 100 g kleine Tellerlinsen | 2 EL Kreta-Olivenöl |
| Salz, Pfeffer aus der Mühle | Salz, Pfeffer aus der Mühle |
| 1 l Wasser | etwas gerebelter wilder Oregano |

**1** Die geschälte Zwiebel und den Räucherspeck in kleine Würfel schneiden und in Kreta-Olivenöl glasig dünsten. Mit 1 EL Essig ablöschen, die Linsen dazugeben und mit Salz und Peffer würzen. Mit Wasser aufgießen und die Kräuter dazugeben. Einmal aufkochen lassen, dann bei schwacher Hitze in etwa 40 Minuten weich kochen.

**2** 2 EL Linsen für die Einlage herausnehmen. Die restliche Suppe im Mixer fein pürieren, durch ein Sieb passieren und mit Essig würzig abschmecken.

**3** Für die Einlage die Kaninchenleber von Haut und Sehnenteilen befreien. Das Kreta-Olivenöl in einer Pfanne erhitzen und die Leber in wenigen Minuten von beiden Seiten anbraten. Mit Salz, Pfeffer und Oregano würzen und kurz durchschwenken. In Scheiben schneiden.

**4** Die Linsensuppe auf vorgewärmte Teller verteilen, die Linsen und Kanichenleber als Einlage in die Mitte setzen.

# PORTULAKCREME

Für 4 Personen

*150 g Portulak*
*1 Bund Petersilie*
*60 g gehäutete Mandeln*
*100 g grob geriebener griechischer Hartkäse, z. B. Kefalotiri*

*2 EL Hühnerbrühe*
*6 – 8 EL Kreta-Olivenöl*
*Salz*
*weißer Pfeffer aus der Mühle*

Portulak und Petersilie waschen, trockenschütteln und die Blätter von den Stielen zupfen. Kräuterblätter mit Mandeln und Käse im Mixer rasch pürieren. Mit Hühnerbrühe verdünnen und so viel Kreta-Olivenöl unter Rühren hinzugießen, bis eine homogene, hellgrüne Creme entsteht. Mit Salz und Pfeffer würzen.

Die Creme kann man unter Nudeln mischen, als Dip zu rohem Gemüse reichen oder zu gekochtem Rindfleisch servieren.

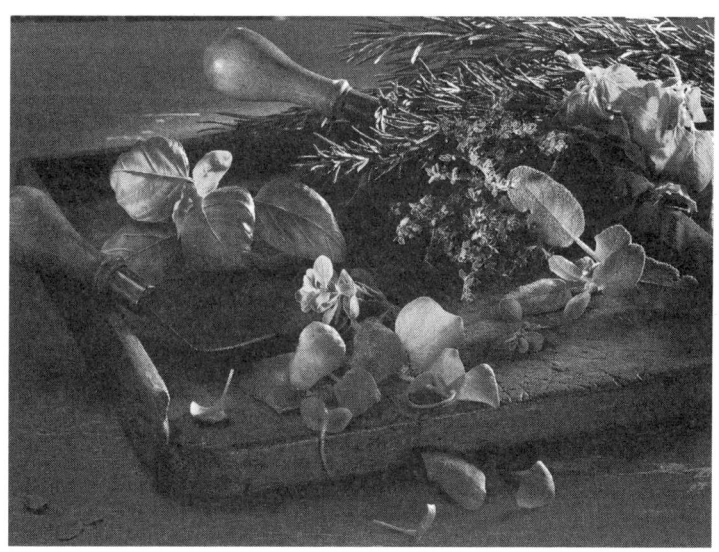

# KALTE GEMÜSESUPPE

Für 4 – 6 Personen

1 Salatgurke
500 g vollreife Eiertomaten
je 1/2 rote und gelbe Paprikaschote
Salz, Pfeffer aus der Mühle
1 Msp. gehackter Knoblauch
2 EL Weinessig

5 entsteinte Kalamata-Oliven
1/2 Chilischote
1/2 Bund Basilikum
4 – 5 EL Kreta-Olivenöl
4 – 5 Frühlingszwiebeln
250 g griechischer Joghurt

**1** Gurke schälen, die Tomaten waschen und die Stängelansätze entfernen. Je 1/4 der geputzten Paprikahälften beiseite legen, den Rest in Stücke schneiden. 2/3 der Gurke und die Tomaten ebenfalls klein schneiden. Das Gemüse im Mixer fein pürieren, durch ein feines Sieb passieren und mit Salz, Pfeffer, Knoblauch und Essig würzig abschmecken.

**2** Oliven und die entkernte Chilischote fein hacken, die abgezupften Basilikumblätter in feine Streifen schneiden. Alles mit dem Kreta-Olivenöl unter die Suppe rühren und kalt stellen.

**3** Die restliche Gurke und die Paprikaviertel in sehr kleine Würfel schneiden. Von den Frühlingszwiebeln die Wurzeln und das grüne Ende entfernen und die Zwiebeln ebenfalls in kleine Würfel schneiden.

**4** Die gut gekühlte Suppe in kalte, tiefe Teller füllen. In die Mitte jeweils 1 Löffel Joghurt geben und mit den Gemüsewürfeln bestreuen.

**JOGHURT** ist nicht gleich Joghurt, das wissen wir aus dem überreichen Angebot der Regale. Auf die richtige Fährte geraten Sie, wenn Sie solchen aus Griechenland – den findet man gar nicht so selten – oder gar solchen aus Schafs- oder Ziegenmilch kaufen. Verbessern können Sie das Resultat in jedem Fall, wenn Sie den Joghurt in einem Tuch oder Sieb ein wenig abtropfen lassen.

# TOMATENSUPPE MIT
# FRISCHKÄSENOCKEN

Für 6 Personen

Frischkäsenocken:
40 g Olivenöl-Margarine oder
   Butter
3 Eigelb
50 g geriebenes Weißbrot ohne
   Rinde
150 g Misithra, ersatzweise Ricotta
   oder Quark
etwas fein gehackte Estragonblätter
Salz, weißer Pfeffer aus der Mühle
frisch geriebene Muskatnuss
Suppe:
25 g durchwachsener Räucherspeck
1 Zwiebel
1 kleine Möhre

1 Selleriestange
2 EL Kreta-Olivenöl
100 g Tomatenmark
1 kg vollreife Tomaten
1 kleine Knoblauchzehe
1 kleiner Zweig Thymian
1 frisches Lorbeerblatt
1 Gewürznelke
1 Salbeiblatt
2 Rosmarinnadeln
1 l Hühnerbrühe
Salz
weißer Pfeffer aus der Mühle
etwas Zucker, je nach Säure der
   Tomaten

**1** Für die Nocken Olivenöl-Margarine oder Butter und Eigelb schaumig rühren und nach und nach die übrigen Zutaten dazugeben. Die Masse mindestens 3 Stunden ruhen lassen.

**2** Räucherspeck, geschälte Zwiebel, Möhre und Selleriestange in kleine Würfel schneiden. Räucherspeckwürfel in erhitztem Kreta-Olivenöl glasig braten, dann die Gemüsewürfel dazugeben und kurz anschwitzen. Das Tomatenmark dazugeben und alles 10 Minuten langsam dünsten lassen.

**3** Die gehäuteten und entkernten Tomaten klein schneiden und mit der ungeschälten Knoblauchzehe und den Kräutern in die Speck-Gemüse-Mischung geben. Mit Hühnerbrühe aufgießen und 35 Minuten bei schwacher Hitze köcheln lassen. Durch ein feines Spitzsieb passieren und mit Salz, Pfeffer und Zucker nach Geschmack würzen.

**4** Mit zwei Esslöffeln Nocken von der Frischkäsemasse abstechen und im leicht siedendem Salzwasser in etwa 10 Minuten gar ziehen lassen, das Wasser darf dabei keinesfalls kochen.

**5** Die Suppe auf tiefe Teller verteilen und jeweils eine Nocke in die Mitte setzen.

> **TOMATEN** bekommen Sie das ganze Jahr frisch und prangend aus vielen Regionen der Alten wie der Neuen Welt – aber leider oft nur aus Gewächshäusern oder unreif geerntet. In beiden Fällen hat sich ihr Geschmack nicht richtig entwickelt. Wenn Sie mit dem Angebot auf dem Markt nicht zufrieden sind, versuchen Sie es doch einmal mit Konserven geschälter, geschnittener, eventuell mit Mark angereicherter Tomaten.

# TOMATENSAUCE                          Für 4 Personen

| | |
|---|---|
| 1 TL Zucker | 1 frisches Lorbeerblatt |
| 3 EL Weinessig | 1 Zweig Rosmarin |
| 5 EL Kreta-Olivenöl | 1 Zweig Thymian |
| 150 g Zwiebelwürfel | 10 schwarze Pfefferkörner |
| 3 Knoblauchzehen | 1 kg frische Tomaten |
| etwas abgeriebene unbehandelte | 350 ml passierte Tomaten |
| Zitronenschale | 1/4 l Hühnerbrühe |

**1** Zucker in einem Kochtopf karamellisieren lassen und mit Essig ablöschen. Das Kreta-Olivenöl dazugießen und die Zwiebelwürfel und die ungeschälten Knoblauchzehen darin andünsten. Die Gewürze und die gewaschenen, in Stücke geschnittenen Tomaten dazugeben und 15 Minuten leise köcheln lassen. Den Backofen auf 170 °C vorheizen.

**2** Die passierten Tomaten und die Hühnerbrühe hinzufügen und zugedeckt im heißen Backofen 1 Stunde garen lassen.

**3** Die Sauce durch die Flotte Lotte oder ein Sieb passieren und würzig abschmecken.


# ROTE PAPRIKACREMESUPPE

Für 4 – 6 Personen

| | |
|---|---|
| *1 kg rote Paprikaschoten* | *200 g mehligkochende Kartoffeln* |
| *1 kleine Möhre* | *100 ml Kreta-Olivenöl* |
| *1 junge Knoblauchzehe* | *1 frisches Lorbeerblatt* |
| *1 große Zwiebel* | *Salz* |
| *1 Selleriestange mit Grün* | *Pfeffer aus der Mühle* |

**1** Paprikaschoten waschen, halbieren und Stängelansätze sowie Kerne entfernen. Die Hälften in schmale Streifen schneiden. Die Möhre schälen und in dünne Scheiben schneiden. Knoblauch und Zwiebel schälen und fein hacken, die Selleriestange in kleine Würfel schneiden. Kartoffeln schälen und ebenfalls in Würfel schneiden.

**2** Die Hälfte des Kreta-Olivenöls in einem Schmortopf erhitzen und Möhre, Knoblauch, Zwiebel und Sellerie goldgelb anbraten. Die Paprikastreifen hinzufügen, 2 Minuten anschwitzen, dann die Kartoffelwürfel und das Lorbeerblatt dazugeben. Salzen und pfeffern und das Gemüse mit Wasser bedecken. Aufkochen lassen, dann den Topf zudecken und die Suppe bei schwacher Hitze 30 Minuten köcheln lassen.

**3** Sobald das Gemüse weich ist, das Lorbeerblatt herausfischen, die Suppe mit dem Stabmixer fein pürieren und durch ein feines Sieb passieren. Noch einmal kurz erhitzen und auf Teller verteilen. Mit dem restlichen Kreta-Olivenöl beträufeln.

# GEMÜSE- UND KARTOFFELGERICHTE

## WEISSKRAUTBLÄTTER MIT LAMM GEFÜLLT

Für 4 Personen

12 große Weißkohl- oder
  Wirsingblätter
Salz
100 g altbackenes Weißbrot
5 – 8 EL heiße Milch
2 Eier
60 g gekochter Schinken mit Fett
60 g Hackfleisch vom Schwein
100 g Weißkohl
2 Schalotten
40 g Olivenöl-Margarine oder
  Butter
4 EL Kreta-Olivenöl

Pfeffer aus der Mühle
etwas wilder Oregano
etwas zerdrückte Knoblauchzehe
1 Bund glatte Petersilie
200 g mageres Lammfleisch
frisch geriebene Muskatnuss
2 Zwiebeln
2 Knoblauchzehen
2 kleine Möhren
100 g Stangensellerie
60 g Schinkenspeck
2 Zweige Thymian
ca. 1/2 l Fleischbrühe

**1** Weißkohlblätter in kochendem Salzwasser einmal aufkochen lassen, herausnehmen und in eiskaltem Wasser abschrecken. Auf einem Tuch ausbreiten und abtropfen lassen.

**2** Für die Füllung das Weißbrot in kleine Würfel schneiden, mit der Milch anfeuchten, Eier, gehackten Schinken und Schweinehack unterrühren.

**3** Weißkohl in Streifen, die geschälte Schalotte in Würfel schneiden und beides in Margarine oder Butter und 1 EL Kreta-Olivenöl andünsten. Mit Salz, Pfeffer, Oregano und Knoblauch würzen und die gehackte Petersilie untermischen.

**4** Lammfleisch in kleine Würfel schneiden und rasch in 2 EL erhitztem Kreta-Olivenöl anbraten. Mit Salz, Pfeffer und Muskat würzen. Mit dem angedünsteten Kraut zu der Brotmischung geben und zu einer glatten Masse verrühren.

**5** Kohlblätter halbieren und die dicken Blattrippen entfernen. Die Füllung auf den Blatthälften verteilen und zu runden Bällchen formen.

**6** Zwiebeln, Knoblauch und Möhren schälen und wie den Stangensellerie und den Schinkenspeck in nicht zu kleine Würfel schneiden. Im restlichen Kreta-Olivenöl andünsten. Die Thymianzweige dazugeben, mit Salz und Pfeffer würzen und die Kohlbällchen darauf setzen. Mit Brühe begießen und zugedeckt etwa 30 Minuten bei schwacher Hitze garen.

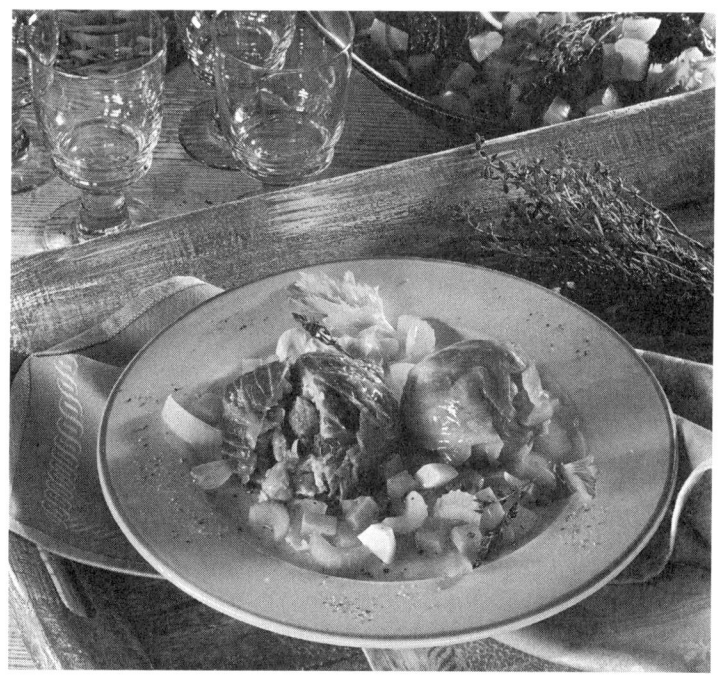

# GEMÜSETORTE

Für 6 Personen

250 g Blätterteig
getrocknete Hülsenfrüchte
Belag:
300 g frischer Spinat
Salz
1 Schalotte
1 Knoblauchzehe
2 EL Kreta-Olivenöl
frisch geriebene Muskatnuss
200 g gekochte Blumenkohlröschen
150 g gedünstete Möhrenscheiben

150 g gekochte Rote Bete
2 gekochte Artischockenböden
Béchamel-Eierguss:
20 g Olivenöl-Margarine oder
Butter
20 g Mehl
$1/4$ l Milch
Salz, frisch geriebene Muskatnuss
4 Eier
150 g griechischer Sahnejoghurt
100 g geriebener Fetakäse

**1** Blätterteig ausrollen und den Boden und einen 4 cm hohen Rand einer leicht geölten Tortenform von 24 cm Durchmesser damit auskleiden. Mehrmals mit einer Gabel einstechen und getrocknete Hülsenfrüchte gleichmäßig darauf verteilen. 10 Minuten im 190 °C heißen Backofen vorbacken.

**2** Spinat verlesen, gründlich waschen und in wenig kochendem Salzwasser zusammenfallen lassen. Anschließend gut ausdrücken und grob hacken. Schalotte und Knoblauch schälen, in kleine Würfel schneiden und in Kreta-Olivenöl glasig dünsten. Den Spinat dazugeben und kurz durchschwenken. Mit Salz und Muskat würzen.

**3** Für den Béchamel-Eierguss Margarine oder Butter erhitzen und das Mehl darin anschwitzen. Mit Milch aufgießen, glatt rühren und mit Salz und Muskat würzen. Etwa 10 Minuten köcheln lassen, dann von der Kochplatte nehmen und Eier, Joghurt und geriebenen Fetakäse mit einem Pürierstab untermixen.

**4** Die Hülsenfrüchte vom Tortenboden entfernen und die vorbereiteten Gemüse darauf dekorativ anordnen. Den Béchamel-Eierguss gleichmäßig darüber verteilen und im heißen Backofen 1 Stunde bei 190 °C backen.

# ZUCCHINI-KARTOFFEL-OMELETT

Für 2 Personen

| | |
|---|---|
| *2 mittelgroße Zucchini* | *4 – 5 EL Kreta-Olivenöl* |
| *200 g gekochte Kartoffeln* | <u>*Außerdem:*</u> |
| *5 Eier* | *200 g griechischer Joghurt* |
| *Salz, weißer Pfeffer aus der Mühle* | *1 – 2 geriebene Knoblauchzehen* |
| *¹/₂ TL frische Thymianblätter* | *Salz* |
| *6 entsteinte schwarze Oliven* | *etwas Zitronensaft* |

**1** Zucchini waschen und auf der groben Seite einer Rohkostreibe raspeln. Die Kartoffeln schälen und in dünne Scheiben schneiden. Den Backofen auf 190 °C vorheizen.

**2** Die Eier verquirlen und die Zucchiniraspel und Kartoffelscheiben untermischen. Mit Salz, Pfeffer und Thymian würzen und die in Würfel geschnittenen Oliven untermischen.

**3** Kreta-Olivenöl in einer Pfanne erhitzen und die Omelettmasse hineingeben. Einige Minuten bei mittlerer Hitze anbraten, dann in den heißen Backofen stellen und in etwa 10 Minuten fertig garen.

**4** Den Joghurt mit den übrigen Zutaten verquirlen und dazu reichen.

Entweder heiß oder lauwarm mit Salat als Hauptgericht für 2 Personen servieren oder in Stücke schneiden und als Vorspeise reichen.

**OLIVENÖL-MARGARINE** ist auf unserem Markt ein neues Produkt – in Frankreich schon länger eingeführt – und in Reformhäusern zu erwerben. Es ist sozusagen eine küchentechnische Errungenschaft und Ergänzung. Bei der Zubereitung von Speisen braucht man oft eine gewisse Bindewirkung der Fette – in der klassischen französischen Küche wird sie durch Butter, oft Unmengen von Butter erzielt. Butter ist, wie alle tierischen Fette, nicht besonders gesund, und gehärtete Margarine ist es, wie viele pflanzliche Fette, auch nicht: Der Anteil an gesättigten und mehrfach ungesättigten Fettsäuren ist zu hoch. Darum wurde diese neue Spezialität entwickelt, die auch den »Bindungsansprüchen« und Geschmackserwartungen höherer Kochkunst genügt. Pflanzenmargarine mit Olivenöl enthält keinerlei Eiweiß oder Kohlenhydrate, in 80 Prozent Fett auf 100 Gramm aber 41 Gramm einfach und nur 14 Gramm mehrfach ungesättigte Fettsäuren bei 25 Gramm gesättigten Fettsäuren; und kein Cholesterin. Sie ist streng natriumarm und mit oxidationsschützenden Vitaminen D und E durchsetzt. Der Anteil hochwertigen, reinen Olivenöls in der »Fettkomposition« (so sagt der Hersteller) beträgt 50 Prozent.

# GEFÜLLTE ZWIEBELN      Für 4 Personen

| | |
|---|---|
| 12 junge mittelgroße Zwiebeln | 1 EL gehackte Petersilie |
| Salz | je 125 g Hackfleisch vom Schwein |
| 70 g geriebenes Weißbrot | und Kalb |
| 1/8 l heiße Milch | 1 Ei |
| 1 kleine Knoblauchzehe | etwas gerebelter Thymian |
| 3 EL Kreta-Olivenöl | Pfeffer aus der Mühle |
| 1 EL Tomatenwürfel | 1/8 l Fleischbrühe |

**1**   Zwiebeln schälen und einen Deckel abschneiden. Einige Minuten in kochendem Salzwasser blanchieren, mit einem Schaumlöffel herausheben, ein wenig auskühlen lassen und bis auf die äußeren zwei Schichten aushöhlen.

**2** Brotbrösel mit heißer Milch begießen. Knoblauchzehe schälen, hacken und in 1 EL erhitztem Kreta-Olivenöl andünsten. Tomatenwürfel und Petersilie dazugeben und kurz durchschwenken. Schweine- und Kalbshack vermischen, eingeweichte Brotbrösel, Knoblauchmischung und das Ei dazugeben und zu einer geschmeidigen Masse verrühren. Mit Thymian, Salz und Pfeffer herzhaft würzen.

**3** Den Backofen auf 200 °C vorheizen. Die Zwiebeln mit der Hackfleischmasse füllen und nebeneinander in eine mit Öl ausgefettete Auflaufform setzen. Im heißen Backofen in ca. 20 – 25 Minuten garen, dabei immer wieder mit Fleischbrühe begießen.

# AUBERGINENAUFLAUF MIT TOMATEN UND EIERN

Für 4 Personen

*4 kleine Auberginen*
*Salz, Pfeffer aus der Mühle*
*120 ml Kreta-Olivenöl*
*3 hart gekochte Eier*
*200 g halbfester griechischer*
  *Schnittkäse*

*500 g Tomatensauce,*
  *siehe Rezept Seite 136*
*1/2 TL gerebelter wilder Oregano*
*1 Knoblauchzehe*
*100 g frisch geriebenes Weißbrot*

**1** Auberginen waschen, in 1/2 cm dicke Scheiben schneiden, mit Salz bestreuen, kurz ziehen lassen und trockentupfen. Portionsweise im erhitzten Kreta-Olivenöl goldgelb braten, mit Pfeffer würzen.

**2** Den Backofen auf 190 °C vorheizen. Die Eier schälen und in Scheiben schneiden. Den Käse in kleine Würfel schneiden. Eier- und Auberginenscheiben, Käsewürfel und Tomatensauce abwechselnd in eine feuerfeste gefettete Auflaufform schichten. Die oberste Schicht sollte die Tomatensauce sein. Oregano mit fein gehackter Knoblauchzehe und Weißbrotbröseln vermischen und den Auflauf damit dick bestreuen. Im heißen Backofen etwa 45 Minuten backen.

# MARINIERTE BLUMENKOHL-RÖSCHEN MIT MÖHREN AUF PORTULAK

Für 2 Personen

1 mittelgroßer Blumenkohl
2 Bund möglichst kleine Möhren
Salz
2 EL Honig
Saft von 2 Zitronen

200 ml Möhrensaft
400 ml Kreta-Olivenöl
80 g Portulak
frisch gemahlener Koriander
1 EL gehackte Petersilie

**1** Blumenkohl putzen und in kleine Röschen zerteilen. Die Möhren schälen und beides in kochendem Salzwasser bissfest kochen.

**2** Honig und eine Prise Salz mit einem kleinen Schneebesen verrühren. Nach und nach Zitronensaft, Möhrensaft und Kreta-Olivenöl dazugießen und zu einer cremigen Sauce verrühren. Das gut abgetropfte Gemüse mit der Vinaigrette vermischen und mindestens 15 Minuten durchziehen lassen.

**3** Portulak putzen, in mundgerechte Stücke zupfen, gründlich waschen und in einer Salatschleuder trockenschleudern.

**4** Portulak auf vier Tellern anrichten und den abgetropften Gemüsesalat darauf verteilen. Die Vinaigrette mit Koriander würzen, Petersilie untermischen und den Salat damit beträufeln.

# PAPRIKAGEMÜSE

Für 4 Personen

2 kleine Zwiebeln
je 1 rote, gelbe und grüne Paprikaschote
4 EL Kreta-Olivenöl
Salz
Pfeffer aus der Mühle
1 geriebene Knoblauchzehe

1 Prise Zucker
2 EL Tomatenpüree
300 ml Wasser
1 Zweig Thymian
1 Lorbeerblatt
2 Tomaten
4 Basilikumblätter

**1** Zwiebeln schälen und vierteln. Die Paprikaschoten waschen, halbieren, den Stielansatz und die Kerne entfernen und die Hälften in kleine Rauten schneiden.

**2** 2 EL Kreta-Olivenöl erhitzen und die Paprikarauten darin andünsten. Das restliche Kreta-Olivenöl in einer zweiten Pfanne erhitzen, die Zwiebeln darin leicht anbräunen lassen. Die Paprikarauten dazugeben und mit Salz, Pfeffer, Knoblauch und Zucker würzen. Das Tomatenpüree unterrühren, kurz anrösten und mit Wasser aufgießen. Thymian und Lorbeerblatt hinzufügen und zugedeckt langsam bei schwacher Hitze gar schmoren.

**3** Die gehäuteten und entkernten Tomaten in Streifen schneiden und kurz vor Ende der Garzeit mit den ebenfalls streifig geschnittenen Basilikumblättern untermischen.

# SPINAT-KÄSENOCKEN
# AUF TOMATENRAGOUT     Für 4 Personen

500 g frischer Blattspinat
100 g Misithra,
   ersatzweise Ricotta
80 g geriebener griechischer
   Hartkäse, z. B. Kefalotiri
2 Eier
100 g griffiges Mehl
80 g frisch geriebenes Weißbrot
Salz
frisch geriebene Muskatnuss

Tomatenragout:
4 Tomaten
1 Knoblauchzehe
5 EL Kreta-Olivenöl
2 EL Gemüsebrühe
Salz, Pfeffer aus der Mühle
6 – 8 Basilikumblätter
2 – 4 Salbeiblätter
geriebener griechischer Hartkäse,
   z. B. Kefalotiri

**1** Spinat putzen, gründlich waschen und gut abtropfen lassen. Kurz blanchieren, ausdrücken und grob hacken.

**2** Den Frischkäse mit Spinat, Käse und den Eiern vermischen, dann das Mehl und die Brösel einarbeiten und alles zu einem glatten Teig verkneten. Mit Salz und Muskat würzen. Mindestens 20 Minuten ruhen lassen.

**3** Reichlich Salzwasser in einem flachen Topf zum Kochen bringen. Mit zwei nassen Esslöffeln Nocken von der Masse abstechen und in leicht siedendem Salzwasser etwa 10 Minuten ziehen lassen.

**4** Inzwischen die gehäuteten und entkernten Tomaten in Würfel schneiden und mit der Knoblauchzehe in 2 EL Kreta-Olivenöl kurz anschwitzen. Die Gemüsebrühe dazugießen und mit Salz, Pfeffer und den fein geschnittenen Basilikumblättern würzen.

**5** Das restliche Kreta-Olivenöl mit den Salbeiblättern in einer Pfanne erhitzen. Die Nocken mit einem Schaumlöffel aus dem Wasser heben, gut abtropfen lassen und kurz im heißen Öl schwenken.

**6** Das Tomatenragout auf vorgewärmten Tellern verteilen und die Nocken darauf setzen. Mit etwas Salbei-Olivenöl beträufeln und mit frisch geriebenem Kefalotiri bestreuen.

**KRETISCHER KÄSE** ist nicht ganz leicht zu ersetzen: Im Original wird er aus der Milch von Ziegen und Schafen hergestellt. Auch der halbfeste weiße »Original«- **FETA**, den Sie abgepackt in Lake kaufen, ist meist ein Kuhmilch-Produkt; und beim harten gelblichen **KEFALOTIRI** ist es kaum anders. Darum lohnt es sich, je nach Rezept und Angebot ein wenig mit frischem trockenem Ziegenkäse (aus Frankreich) oder mit den festeren Varianten des Pecorino aus Schafsmilch (Italien/Sardinien) zu experimentieren. Bei **MISITHRA** geraten Sie vollends in die Bredouille: Das ist ein hausgemachtes Frischerzeugnis aus Ziegenmilch und mit Quark kaum zu vergleichen – darum sollte ihn zumindest italienischer Ricotta ersetzen.

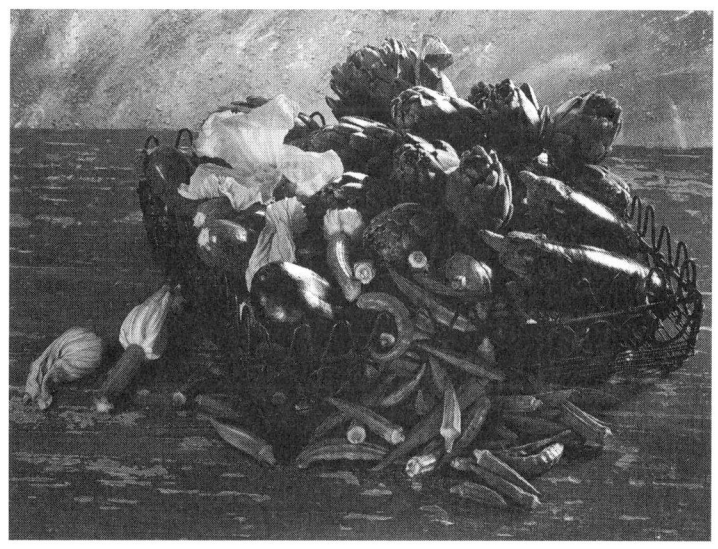

# GRATINIERTE KARTOFFELN MIT PAPRIKAJOGHURT

Für 4 Personen

*800 g sehr kleine, fest kochende
    Kartoffeln*
*6 EL Kreta-Olivenöl*
*150 ml Hühnerbrühe*
*300 g griechischer Sahnejoghurt*

*1 EL mildes Paprikapulver*
*1 Bund Petersilie*
*1 kleine scharfe Pfefferschote*
*120 g frisch geriebenes Weißbrot*

**1** Den Backofen auf 210 °C vorheizen. Die Kartoffeln waschen und schälen. Eine große Auflaufform mit 3 EL Kreta-Olivenöl ausfetten und die Kartoffeln dicht nebeneinander hineinschichten. Sie dürfen nicht übereinander liegen. Mit Hühnerbrühe begießen und im heißen Backofen etwa 15 Minuten garen, dabei die Kartoffeln gelegentlich wenden.

**2** Joghurt mit Paprikapulver verrühren. Petersilie und Pfefferschote fein hacken und untermischen. Sobald die Flüssigkeit verdampft ist, die Joghurtmischung über die Kartoffeln gießen und in weiteren 10 – 12 Minuten fertig garen.

**3** Zum Schluss das geriebene Weißbrot darüber streuen, mit dem restlichen Kreta-Olivenöl beträufeln und unter dem zugeschalteten Grill in wenigen Minuten goldbraun gratinieren.

# ÜBERBACKENER FENCHEL MIT TOMATEN

Für 4 Personen

4 kleinere Fenchelknollen
Salz
Saft von 1 Zitrone
6 EL Kreta-Olivenöl
200 g Tomaten
150 g frisch geriebenes Weißbrot

1/2 Bund Basilikum
Pfeffer aus der Mühle
1/2 TL Fenchelsamen
60 g geriebener griechischer
  Hartkäse, z. B. Kefalotiri

**1** Von den Fenchelknollen die grünen Blätter abschneiden und beiseite legen. Die Knollen putzen und der Länge nach halbieren. Salzwasser mit Zitronensaft vermischen und die Knollen darin bissfest kochen. Herausnehmen, gut abtropfen lassen und nebeneinander in eine mit 1 EL Kreta-Olivenöl gefettete, feuerfeste Auflaufform legen. Die gehäuteten und entkernten Tomaten vierteln, salzen und darüber verteilen. Den Backofen auf 200 °C vorheizen.

**2** Das restliche Kreta-Olivenöl in einer Pfanne erhitzen und die Brotbrösel goldbraun rösten. Basilikumblätter und das Fenchelgrün fein schneiden und dazugeben, mit Pfeffer, Salz und Fenchelsamen würzen und die Hälfte des Käses untermischen. Über den Fenchelhälften und Tomaten verteilen und mit dem restlichen Käse bestreuen. Im heißen Backofen etwa 20 Minuten überbacken. Falls die Bröselkruste zu stark bräunt, die Form mit Alufolie abdecken.

# HÜLSENFRÜCHTE

## MARINIERTE SCHWARZE BOHNEN
## MIT PORTULAK
Für 4 Personen

| | |
|---|---|
| *150 g schwarze Bohnen* | *Pfeffer aus der Mühle* |
| *200 g grüne Bohnen* | *8 EL Kreta-Olivenöl* |
| *Salz* | *1 Hand voll Portulak* |
| *4 Tomaten* | *150 g Fetakäse* |
| *2 – 4 EL Weinessig* | *8 – 10 Knoblauchzehen* |

**1** Die Bohnen über Nacht einweichen. Am nächsten Tag im Einweichwasser weich kochen und auf einem Sieb abtropfen lassen. Von den grünen Bohnen die Enden abknipsen und in kochendem Salzwasser bissfest kochen. In Eiswasser abschrecken und abtropfen lassen. Tomaten häuten, entkernen und in schmale Streifen schneiden.

**2** Essig, Salz, Pfeffer und 5 EL Kreta-Olivenöl zu einer Vinaigrette verrühren, die Salatzutaten damit marinieren und leicht erwärmen.

**3** Portulak verlesen, waschen und gut abtropfen lassen. In mundgerechte Stücke zupfen. Fetakäse in kleine Würfel schneiden. Knoblauchzehen schälen, in dünne Scheiben schneiden und im restlichen Kreta-Olivenöl goldbraun braten.

**4** Den Portulak auf vier Teller verteilen, lauwarmen Bohnensalat darüber geben und mit Fetakäse und Knoblauchscheiben bestreuen.

# WEISSE BOHNEN MIT TOMATEN

Für 6 Personen

500 g weiße Bohnenkerne
1 Zwiebel, gespickt mit 1 Lorbeerblatt und 2 Nelken
1 Zwiebel
3 mittelgroße Möhren

3 Selleriestangen mit Grün
150 ml Kreta-Olivenöl
500 g Tomaten
Salz, Pfeffer aus der Mühle
1/2 Bund Petersilie

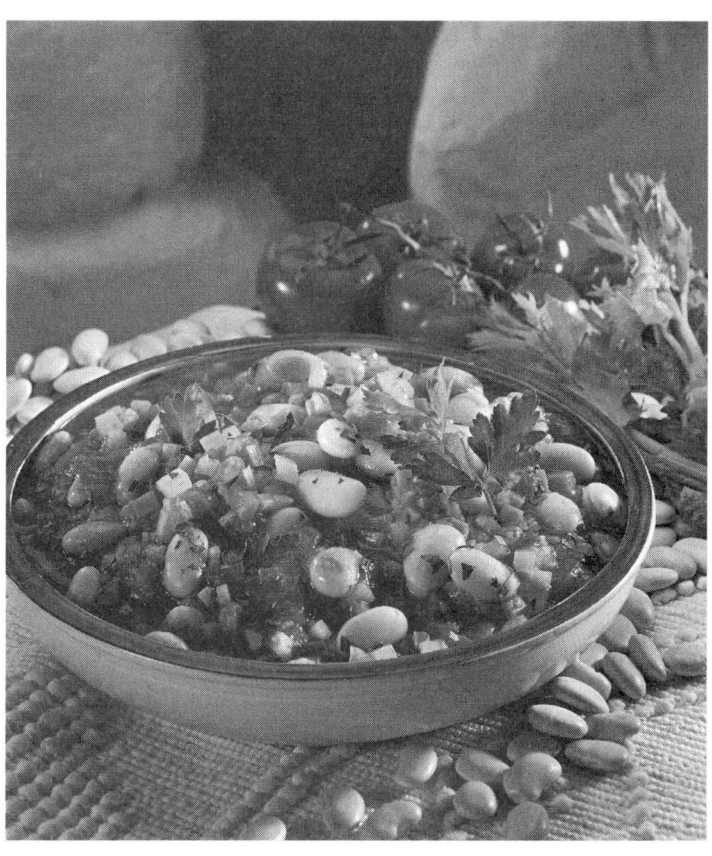

**1** Die Bohnen über Nacht einweichen. Am nächsten Tag mit der Spickzwiebel im Einweichwasser halbgar kochen. Auf einem Sieb abtropfen lassen.

**2** Zwiebel und Möhren schälen, Selleriestangen waschen, das Grün beiseite legen und das Gemüse in kleine Würfel schneiden. Das Kreta-Olivenöl in einem Schmortopf erhitzen und die Gemüsewürfel anschwitzen. Die gehäuteten und entkernten Tomaten ebenfalls in Würfel schneiden und untermischen. Mit Salz und Pfeffer würzen und kurz durchschmoren lassen.

**3** Die abgetropften Bohnen dazugeben und bei schwacher Hitze so lange köcheln lassen, bis sie weich sind. Noch einmal würzig abschmecken und die frisch gehackte Petersilie und Selleriegrün untermischen.

**BOHNEN, LINSEN, KICHERERBSEN** sind »Hülsenfrüchte« – und darunter verstehen wir heutzutage immer die trockenen, getrockneten Kerne. Das ist ein Missverständnis, auch in Bezug auf die großen Saubohnen und die grünen Erbsen. In der kretischen Kost steht die Verwendung der frisch gepalten, saftigen Kerne in der saisonalen Erntezeit vornan. So erklären sich auch Mengenangaben und die gelegentlichen Anweisungen in unseren Rezepten, sie nach dem ersten Garen zu schälen: Sie beziehen sich auf die knackigen Naturprodukte. Bei den eingeweichten getrockneten Kernen wird das oft zu arger Liebesmüh.
DER TIPP DAZU: Verwenden Sie die frisch konservierten Hülsenfrüchte aus Gläsern, sobald die Saison verstrichen ist.

# LINSENGEMÜSE MIT TOMATEN

Für 4 Personen

*300 g möglichst kleine Tellerlinsen*
*100 g Räucherspeck*
*100 g Zwiebelwürfel*
*5 EL Kreta-Olivenöl*
*400 ml passierte Tomaten*
*1 kleine geriebene Knoblauchzehe*
*Salz, Pfeffer aus der Mühle*

*1 EL Essig*
*1/2 l Hühnerbrühe*
*je 100 g Lauch- und Möhren-*
  *würfel*
*80 g Stangensellerie,*
  *in Würfel geschnitten*
*2 EL gehackte Petersilie*

**1** Linsen in ein Sieb geben und kalt abbrausen. Räucherspeck in kleine Würfel schneiden, mit den Zwiebelwürfeln in 2 EL Kreta-Olivenöl glasig dünsten. Linsen und die passierten Tomaten dazugeben. Knoblauch, Salz, Pfeffer und Essig unterrühren und mit der Hühnerbrühe aufgießen. Langsam bei schwacher Hitze in etwa 45 Minuten gar kochen.

**2** In der Zwischenzeit die Gemüsewürfel im restlichen Kreta-Olivenöl weich dünsten. Sobald die Linsen gar sind, die Gemüsewürfel und die Petersilie untermischen. Mit Salz abschmecken und noch einmal kurz durchkochen lassen.

# KICHERERBSENEINTOPF MIT GEMÜSE

Für 4 Personen

| | |
|---|---|
| 250 g Kichererbsen | Salz |
| 1 1/2 l Wasser | Pfeffer aus der Mühle |
| je 1 rote und gelbe Paprikaschote | 1 TL mildes Paprikapulver |
| 4 Tomaten | 1/2 gehackte Pfefferschote |
| 2 kleine Zucchini | 1/2 Bund Petersilie |
| 2 Zwiebeln | 1/2 Bund Basilikum |
| 2 Knoblauchzehen | evtl. frisch geriebener griechischer |
| 10 EL Kreta-Olivenöl | Hartkäse |

**1** Die Kichererbsen über Nacht in kaltem Wasser einweichen. Am nächsten Tag im Einweichwasser zum Kochen bringen und weich kochen. In einem Sieb abtropfen lassen, das Kochwasser auffangen.

**2** Paprikaschoten waschen, halbieren, Stielansätze und Kerne entfernen und die Hälften in Würfel schneiden. Die Tomaten häuten, entkernen und vierteln, die Zucchini waschen und in Scheiben schneiden. Zwiebeln und Knoblauch schälen, in kleine Würfel schneiden und in 5 EL Kreta-Olivenöl glasig dünsten.

**3** Das vorbereitete Gemüse sowie die Kichererbsen dazugeben und andünsten. Mit Salz, Pfeffer, Paprika und Pfefferschote würzen und mit 1/2 l Kochwasser der Kichererbsen aufgießen. Zugedeckt bei schwacher Hitze etwa 20 – 25 Minuten köcheln lassen.

**4** Petersilien- und Basilikumblätter mit dem restlichen Kreta-Olivenöl im Mixer fein pürieren und kurz vor dem Servieren unter den Eintopf ziehen.

**5** Frisch geriebenen griechischen Hartkäse getrennt dazu reichen.

# LINSENPÜREE

Für 4 Personen

| | |
|---|---|
| 300 g Tellerlinsen | ¹/₂ l Fleischbrühe |
| 2 Möhren | je 2 Zweige Petersilie und Thymian |
| 2 kleine Zwiebeln | 1 frisches Lorbeerblatt |
| 2 EL Kreta-Olivenöl | Salz, weißer Pfeffer aus der Mühle |
| 1 TL Weinessig | etwas gerebelter wilder Oregano |
| 1 EL Tomatenmark | 80 g durchwachsener Räucherspeck |

**1** Linsen in ein Sieb geben und gut abbrausen. Die geschälten Möhren und Zwiebeln in kleine Würfel schneiden und in Kreta-Olivenöl leicht anschwitzen. Mit Essig ablöschen, Tomatenmark unterrühren und die abgetropften Linsen dazugeben. Mit Fleischbrühe begießen. Die Kräuter zusammenbinden, dazugeben und bei schwacher Hitze etwa 1 Stunde köcheln lassen.

**2** Das Kräutersträußchen herausfischen und das Gemüse im Mixer fein pürieren. Zurück in den Topf geben, unter Rühren erneut erhitzen und mit Salz, Pfeffer und Oregano würzig abschmecken.

**3** Speck in kleine Würfel schneiden, in einer Pfanne knusprig braten und über das Linsenpüree verteilen.

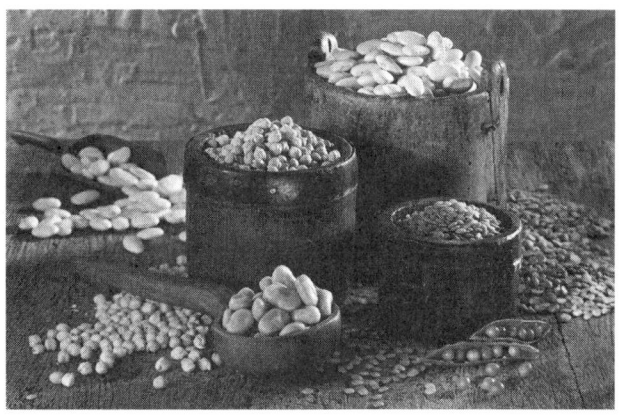

# KICHERERBSENKROKETTEN          Für 4 Personen

500 g Kichererbsen
1 Zwiebel
1 Bund Petersilie
ca. 100 ml Kreta-Olivenöl
150 g geriebener griechischer
   Hartkäse, z. B. Kefalotiri

2 Eier
2 – 4 EL frisch geriebenes Weißbrot
Salz, Pfeffer aus der Mühle
etwas abgeriebene unbehandelte
   Zitronenschale
3 – 4 EL Mehl zum Wenden

**1** Die Kichererbsen in Salzwasser so lange kochen, bis sie zu zerfallen beginnen. In ein Sieb schütten, durch den Fleischwolf drehen und abkühlen lassen.

**2** Zwiebel schälen und in kleine Würfel schneiden, die Petersilie fein hacken. 2 EL Kreta-Olivenöl in einer Pfanne erhitzen, die Zwiebeln glasig dünsten, Petersilie hinzufügen und kurz durchschwenken. Beides mit Käse und verquirlten Eiern unter den Kichererbsenbrei rühren. Brotbrösel dazugeben, bis eine formbare Masse entsteht. Mit Salz, Pfeffer und Zitronenschale würzig abschmecken.

**3** Kroketten aus der Masse formen und in Mehl wenden. Kreta-Olivenöl in einer Pfanne erhitzen und die Kroketten bei mittlerer Hitze rundherum goldbraun braten.

Reichen Sie zu den Kroketten einen frischen Salat mit Knoblauch-Joghurt oder eine Kräutersauce.

# TEIGWAREN

## NUDELBLÄTTER MIT SPINAT-MISITHRA-FÜLLUNG UND TOMATEN

Für 4 Personen

Nudelteig:
300 g griffiges Mehl
2 Eigelb
2 kleine Eier
1 EL Öl
1 Prise Salz
Füllung:
500 g frische Spinatblätter
Salz

10 EL Kreta-Olivenöl
1 Knoblauchzehe
2 EL Schalottenwürfel
150 g Misithra,
   ersatzweise Ricotta
2 Eigelb
30 g Fetakäse
Salz, weißer Pfeffer aus der Mühle
500 g Tomaten

**1** Nudelteig aus den angegebenen Zutaten zubereiten und zugedeckt etwa 20 Minuten ruhen lassen.

**2** Spinatblätter sorgfältig verlesen und gründlich waschen. Kurz in kochendem Salzwasser blanchieren, in ein Sieb schütten, gut ausdrücken und grob hacken. 4 EL Kreta-Olivenöl mit der ungeschälten Knoblauchzehe erhitzen und die Schalottenwürfel darin glasig dünsten. Den Spinat dazugeben, kurz anschwitzen und von der Kochplatte nehmen.

**3** Misithra oder Ricotta mit Eigelb und dem zerdrückten Fetakäse verrühren, mit Salz und Pfeffer würzen. Den abgekühlten Spinat unterrühren.

**4** Tomaten häuten, entkernen und in kleine Würfel schneiden. Mit 2 EL Kreta-Olivenöl vermischen und mit Salz und Pfeffer herzhaft abschmecken.

**5** Den Nudelteig dünn ausrollen und zwölf Quadrate (10 mal 10 cm) ausschneiden. Reichlich Salzwasser zum Kochen bringen und die Nudelplatten wenige Minuten kochen. Mit einem Schaumlöffel herausheben und gut abtropfen lassen. Den Backofen auf 210 °C vorheizen.

**6** Die Fettpfanne des Backofens mit Kreta-Olivenöl einfetten und vier Nudelplatten darauf verteilen. Jede Platte mit etwas Spinatfüllung bestreichen, mit einer weiteren Nudelplatte belegen und darauf je 1 EL Tomatenwürfel verteilen. Erneut mit einer Nudelplatte belegen und mit der Spinatmasse bestreichen. Darauf die letzten vier Nudelplatten verteilen und mit den restlichen Tomaten bedecken. Im heißen Backofen 10 – 12 Minuten backen.

**7** Die Nudelpäckchen auf vorgewärmten Tellern anrichten und mit dem restlichen Kreta-Olivenöl beträufeln.

# NUDELTÄSCHCHEN MIT SCHNECKEN
# UND SPINAT GEFÜLLT

Für 4 Personen

Nudelteig:
*300 g griffiges Mehl*
*2 Eigelb*
*2 kleine Eier*
*1 EL Kreta-Olivenöl*
*Salz*
Füllung:
*500 g junge Spinatblätter*
*Salz*
*2 große Schalotten*
*1 kleine Knoblauchzehe*

*1 EL Kreta-Olivenöl*
*frisch geriebene Muskatnuss*
*Pfeffer aus der Mühle*
*120 g ausgelöste, gekochte*
 *Schnecken*
Außerdem:
*2 Eiweiß*
*5 EL Kreta-Olivenöl*
*5 – 6 frische Salbeiblätter*
*geriebener griechischer Hartkäse,*
 *z. B. Kefalotiri*

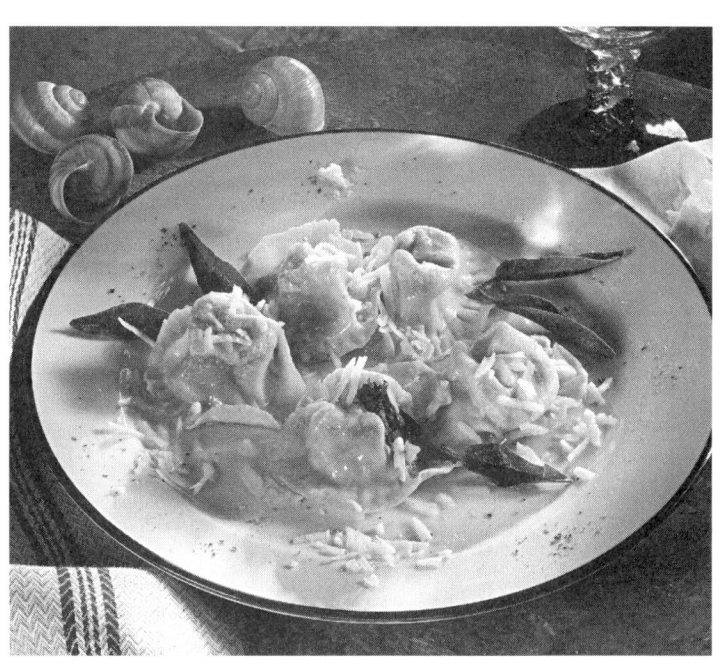

**1** Nudelteig aus den angegebenen Zutaten zubereiten und zugedeckt 20 Minuten ruhen lassen.

**2** Spinatblätter sorgfältig verlesen, waschen und in kochendem Salzwasser kurz blanchieren. Auf einem Sieb abtropfen lassen und grob hacken. Schalotten und Knoblauch schälen, in kleine Würfel schneiden und im erhitzten Kreta-Olivenöl glasig dünsten. Den Spinat dazugeben, anschwitzen und mit Salz, Muskat und Pfeffer würzen. Zum Schluss das klein gehackte Schneckenfleisch dazugeben. Abkühlen lassen.

**3** Den Nudelteig dünn ausrollen und in gleich große Quadrate oder Kreise schneiden. Die Teigränder mit Eiweiß bestreichen und jeweils etwas von der Füllung in die Mitte setzen. Zusammenklappen und die Ränder gut festdrücken. Die Teigtäschchen in kochendem Salzwasser al dente kochen.

**4** Kreta-Olivenöl mit den Salbeiblättern in einer großen Pfanne erhitzen. Die gut abgetropften Teigtäschchen in das heiße Öl geben und kurz durchschwenken. Mit frisch geriebenem Käse bestreuen.

# REISNUDELN MIT LAMMRAGOUT
# UND SCHWARZEN OLIVEN        Für 4 Personen

| | |
|---|---|
| *300 g mageres Lammfleisch* | *weißer Pfeffer aus der Mühle* |
| *je 1 rote, grüne und gelbe* | *1 EL Tomatenmark* |
| *   Paprikaschote* | *100 ml Hühnerbrühe* |
| *300 g Tomaten* | *1 Zweig Thymian* |
| *2 Schalotten* | *1/2 Bund Petersilie* |
| *1 Knoblauchzehe* | *1/2 Bund Basilikum* |
| *6 EL Kreta-Olivenöl* | *60 g entsteinte schwarze Oliven* |
| *Salz* | *350 g Reisnudeln* |

**1** Lammfleisch in kleine Würfel schneiden. Die Paprikaschoten waschen, halbieren und Stängelansätze sowie Kerne entfernen. Die Hälften mit der Schnittfläche nach unten so lange in den 220 °C heißen Backofen oder Grill legen, bis die Haut rundherum bräunt und aufspringt. Die Schoten ein wenig abkühlen lassen, dann die Schale abziehen und das Fruchtfleisch in Würfel schneiden. Die Tomaten häuten, entkernen und ebenfalls in Würfel schneiden. Schalotten und Knoblauch schälen und fein hacken. Den Backofen auf 200 °C zurückschalten.

**2** Das Kreta-Olivenöl in einem Schmortopf erhitzen und die Schalotten- und Knoblauchwürfel glasig dünsten. Die Lammfleischwürfel dazugeben und kurz anschwitzen. Mit Salz und Pfeffer würzen, das Tomatenmark unterrühren. Kurz anbraten, dann die Paprika- und Tomatenwürfel hinzufügen und mit Hühnerbrühe aufgießen. Thymian dazugeben und im heißen Backofen zugedeckt 18 – 20 Minuten garen. Bei Bedarf noch etwas Wasser zugießen.

**3** Petersilie hacken und Basilikumblätter in Streifen schneiden. Die Oliven in schmale Stifte schneiden und mit den Kräutern zum Schluss unter das Ragout mischen.

**4** Reisnudeln in reichlich kochendem Salzwasser al dente kochen. Auf einem Sieb gut abtropfen lassen und auf vier vorgewärmte, tiefe Teller verteilen. Jeweils in die Mitte etwas vom Lammragout geben.

**REISNUDELN** müssen Sie nicht extra herstellen. Jeder Asien-Shop hält ein reichliches Sortiment in vielen Formen bereit.

# BREITE NUDELN MIT ZUCCHINI UND GEBRATENER LAMMLEBER

Für 4 Personen

2 Knoblauchzehen
4 kleine Zucchini
10 EL Kreta-Olivenöl
1/2 TL gerebelter Thymian
8 entsteinte schwarze Oliven
Salz

Pfeffer aus der Mühle
320 g breite Hartweizennudeln
250 g Lammleber
etwas Mehl
2 Tomaten
2 EL gehackte Petersilie

**1** Knoblauch schälen und in kleine Würfel schneiden. Zucchini waschen und erst der Länge nach in Scheiben, dann in schmale Streifen schneiden.

**2** Die Hälfte des Kreta-Olivenöls in einer großen Pfanne erhitzen und den Knoblauch darin goldgelb braten, die Zucchinistreifen dazugeben und bei mittlerer Hitze, zugedeckt und unter Schütteln der Pfanne in wenigen Minuten gar werden lassen. Thymian und die in Streifen geschnittenen Oliven untermischen und mit Salz und Pfeffer würzen.

**3** Reichlich Salzwasser zum Kochen bringen und die Nudeln nach Anweisung auf der Packung al dente kochen.

**4** Lammleber in Würfel oder Streifen schneiden, mit Mehl bestäuben und in 3 EL erhitztem Kreta-Olivenöl rasch anbraten. Die Leberstückchen müssen innen noch rosa sein. Sofort unter die Zucchini mischen. Die gehäuteten, entkernten Tomaten in kleine Würfel schneiden und mit der Petersilie untermischen.

**5** Die Nudeln auf einem Sieb abtropfen lassen und sofort in die Pfanne zu Zucchini und Leber geben. Das restliche Kreta-Olivenöl darüber gießen, vermischen und sofort servieren.

# NUDELFLECKCHEN MIT PORTULAKCREME UND FETAKÄSE

Für 4 Personen

Nudelteig:
*300 g griffiges Mehl*
*2 Eigelb*
*2 kleine Eier*
*1 EL Kreta-Olivenöl*
*1 Prise Salz*
Portulakcreme:
*100 g Portulak*
*1 Bund Basilikum*

*1 Bund Petersilie*
*60 g gehäutete Mandeln*
*100 g geriebener griechischer*
 *Hartkäse, z. B. Kefalotiri*
*3 EL Hühnerbrühe*
*Salz*
*weißer Pfeffer aus der Mühle*
*frisch geriebene Muskatnuss*
*150 g Fetakäse*

**1** Nudelteig aus den angegebenen Zutaten zubereiten und zugedeckt etwa 20 Minuten ruhen lassen.

**2** Portulak, Basilikum und Petersilie waschen, trocknen und die Blätter von den Stielen zupfen. Kräuterblätter mit Mandeln und Hartkäse in einem Mixer rasch pürieren. Mit Hühnerbrühe verdünnen, bis eine homogene hellgrüne Creme entsteht. Mit Salz, Pfeffer und Muskat würzen.

**3** Den Nudelteig dünn ausrollen und in Quadrate oder Dreiecke schneiden. In reichlich kochendem Salzwasser in wenigen Minuten al dente kochen. Auf ein Sieb schütten, abtropfen lassen und in eine Schüssel geben.

**4** Nudeln mit Portulakcreme vermischen. Fetakäse auf der groben Seite einer Rohkostreibe reiben und darüber streuen. Mit zwei Löffeln vermischen und sofort auf vorgewärmte tiefe Teller verteilen.

# NUDELFLECKE MIT TOMATEN-FRÜHLINGSZWIEBEL-SAUCE

Für 4 Personen

Nudelteig:
*300 g griffiges Mehl*
*2 Eigelb*
*2 kleine Eier*
*1 EL Kreta-Olivenöl*
*1 Prise Salz*
Sauce:
*400 g Tomaten*
*2 Bund Frühlingszwiebeln*

*6 EL Kreta-Olivenöl*
*1 kleine Knoblauchzehe*
*1 Zweig Thymian*
*Salz*
*weißer Pfeffer aus der Mühle*
*1 Prise Zucker*
*1 EL gehackte glatte Petersilie*
*geriebener griechischer Hartkäse,*
*    z. B. Kefalotiri*

**1** Nudelteig aus den angegebenen Zutaten zubereiten und zugedeckt etwa 20 Minuten ruhen lassen.

**2** Tomaten häuten, entkernen und in kleine Stücke schneiden. Von den Frühlingszwiebeln die Wurzeln und grünen Enden entfernen. Die Zwiebeln in feine Scheiben schneiden. Kreta-Olivenöl in einem Schmortopf erhitzen und die Zwiebelringe darin andünsten. Tomatenstücke, geschälte, fein zerdrückte Knoblauchzehe und Thymianzweig dazugeben und mit Salz, Pfeffer und Zucker würzen. Bei schwacher Hitze so lange köcheln lassen, bis die Sauce sämig ist. Zum Schluss die gehackte Petersilie untermischen.

**3** Den Nudelteig dünn ausrollen und in Quadrate, Dreiecke oder breite Streifen schneiden. In reichlich kochendem Salzwasser in wenigen Minuten al dente kochen. Auf ein Sieb schütten, gut abtropfen lassen und sofort in die Tomaten-Frühlingszwiebel-Sauce geben. Rasch unter Schütteln vermischen und auf vier vorgewärmte Teller verteilen.

**4** Frisch geriebenen griechischen Hartkäse getrennt dazu reichen.

# FISCHE UND MEERESFRÜCHTE

## SCHWERTFISCH MIT KAPERN-ZITRONEN-SAUCE AUF MÖHREN-GURKEN-GEMÜSE

Für 4 Personen

4 Scheiben Schwertfisch (à 180 g)
Saft von 1 Zitrone
1 EL Kapern
1 kleine Gärtnergurke
Salz
2 mittelgroße Möhren

20 g Olivenöl-Margarine oder
  Butter
Cayennepfeffer
1 Bund Petersilie
1/8 l Fischfond
4 EL trockener Weißwein
10 EL Kreta-Olivenöl

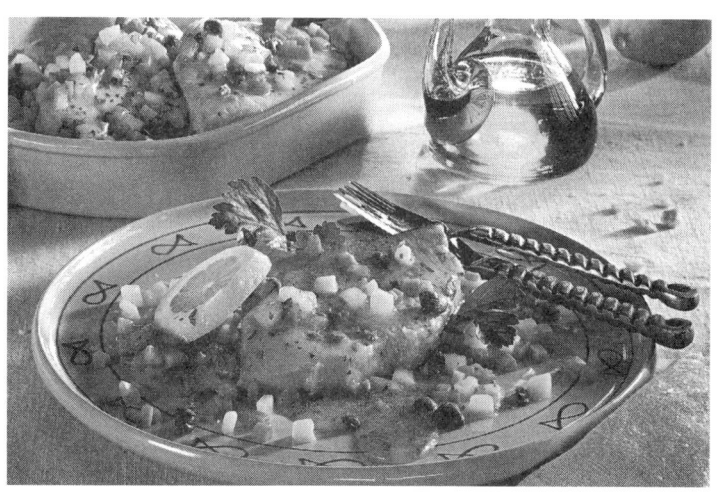

**1** Fischscheiben waschen, trockentupfen und mit etwas Zitronen-saft beträufeln.

**2** Die Kapern kurz wässern, abtropfen lassen und grob hacken. Die Gurke schälen, halbieren, die Kerne mit einem Löffel herausschaben und die Hälften in kleine Würfel schneiden. In kochendem Salzwasser wenige Minuten blanchieren und auf einem Sieb abtropfen lassen. Die Möhren schälen und ebenfalls in Würfel schneiden.

**3** Margarine oder Butter in einer Kasserolle erhitzen und die Möhren darin anschwitzen. Mit Wasser knapp bedecken und einkochen lassen. Die Gurkenwürfel dazugeben, mit Salz und Cayennepfeffer würzen. Die Petersilie fein hacken und zum Schluss untermischen. Den Backofen auf 180 °C vorheizen.

**4** Fischfond und Weißwein auf ein Drittel einkochen. Von der Kochstelle nehmen, den restlichen Zitronensaft dazugeben und nach und nach 8 EL Kreta-Olivenöl mit dem Stabmixer unter die Sauce mixen. Kapern unterziehen, mit Cayennepfeffer und Salz abschmecken.

**5** Das restliche Kreta-Olivenöl in einer großen Kasserolle erhitzen, die Fischscheiben hineinlegen und im heißen Backofen unter Wenden in 5 – 6 Minuten garen.

**6** Die Fischstücke mit der Sauce überziehen und das Gemüse rundherum verteilen.

# TINTENFISCHRAGOUT MIT STANGENSELLERIE, TOMATEN UND FENCHEL

Für 4 Personen

| | |
|---|---|
| *500 g Tintenfische (Calmar)* | *¹/₂ Bund Petersilie* |
| *4 große Tomaten* | *¹/₂ TL abgezupfte Thymianblätter* |
| *1 kleine Fenchelknolle* | *4 Basilikumblätter* |
| *80 g Stangensellerie* | *¹/₄ l Fischfond* |
| *10 EL Kreta-Olivenöl* | *Salz, Pfeffer aus der Mühle* |
| *1 Spritzer Metaxa* | *Cayennepfeffer* |
| *1 Knoblauchzehe* | *etwas Zitronensaft* |

**1** Tintenfische sorgfältig säubern, waschen und in schmale Streifen schneiden. Die Tomaten häuten, entkernen und in Streifen schneiden. Von der Fenchelknolle das Grün entfernen und aufbewahren. Fenchelknolle und Stangensellerie waschen und ebenfalls in feine Streifen schneiden.

**2** Fenchel und Stangensellerie in 2 EL Öl andünsten, knapp mit Wasser bedecken, bis auf ca. 4 EL Flüssigkeit einkochen lassen.

**3** 6 EL Kreta-Olivenöl, Metaxa, geschälte Knoblauchzehe, grob gehackte Petersilie, Thymian, Basilikumblätter und Fenchelgrün in einem Mixer fein pürieren.

**4** Das restliche Olivenöl in einer Pfanne erhitzen und die Tintenfischstreifen bei starker Hitze wenige Minuten scharf anbraten. Von der Kochplatte nehmen und kurz ruhen lassen.

**5** Die Gemüseflüssigkeit in eine Sauteuse gießen, den Fischfond dazugeben und kurz durchkochen lassen. Die Kräuterölmischung mit einem Stabmixer unterschlagen und die Sauce mit dem Gemüse vermischen. Tomaten- und Tintenfischstreifen hinzufügen und mit den Gewürzen und Zitronensaft abschmecken.

# SEETEUFEL AM STÜCK AUF LAUCH-
# KARTOFFEL-GEMÜSE
Für 4 Personen

| | |
|---|---|
| *800 g küchenfertiger Seeteufel* | *1 kleine Lauchstange* |
| *am Stück* | *1 Bund Frühlingszwiebeln* |
| *Salz, Pfeffer aus der Mühle* | *1/2 Bund Petersilie* |
| *400 g mehligkochende Kartoffeln* | *8 EL Kreta-Olivenöl* |

**1** Den Seeteufel waschen, trockentupfen und mit Salz und Pfeffer würzen. Kartoffeln schälen und waschen. Den Lauch putzen, waschen und wie die Kartoffeln in feine Streifen schneiden. Die geputzten Frühlingszwiebeln in dünne Scheiben schneiden. Petersilie fein hacken. Den Backofen auf 220 °C vorheizen.

**2** 6 EL Kreta-Olivenöl in einem länglichen Bräter erhitzen und den Fisch 5 Minuten rundherum anbraten, dabei immer wieder mit dem Bratöl begießen. Den Seeteufel an die Seite schieben und die Frühlingszwiebeln sowie den Lauch im Bratfett andünsten, ohne dass sie Farbe annehmen. Dann die Kartoffelstreifen auf den Boden des Bräters verteilen, die Lauch-Frühlingszwiebel-Mischung darüber geben und mit Salz und Pfeffer würzen. Den Seeteufel vorsichtig darauf legen und im heißen Backofen unter gelegentlichem Begießen mit dem Bratfond in etwa 20 Minuten fertig garen.

**3** Das restliche Kreta-Olivenöl mit der gehackten Petersilie verquirlen und den Fisch damit kurz vor Ende der Garzeit übergießen.

# THUNFISCH MIT KNOBLAUCH GESCHMORT

Für 4 Personen

| | |
|---|---|
| 1 kg weißer Thunfisch (vom hinteren Bauchteil, etwa 4 cm dick) | 12 große frische Knoblauchzehen |
| 1 EL grobes Meersalz | 4 Lorbeerblätter |
| 1 EL zerstoßener Pfeffer | 2 Zweige Rosmarin |
| 200 ml Kreta-Olivenöl | etwas gehackte Pfefferschote |
| | 4 Gewürznelken |
| | etwas geriebene Muskatnuss |

**1** Den Fisch waschen, trockentupfen und mit Salz und Pfeffer einreiben. 1 Stunde ziehen lassen. Dann erneut abwaschen, trockentupfen und in einen flachen, nicht zu großen Schmortopf geben. Kreta-Olivenöl darübergießen und die Aromaten hinzufügen.

**2** Bei schwacher Hitze langsam zum Sieden bringen, den Topf zudecken und 3 Stunden ohne Umrühren köcheln lassen.

Der in Knoblauch geschmorte Thunfisch schmeckt heiß und kalt. Reichen Sie Weißbrot dazu.

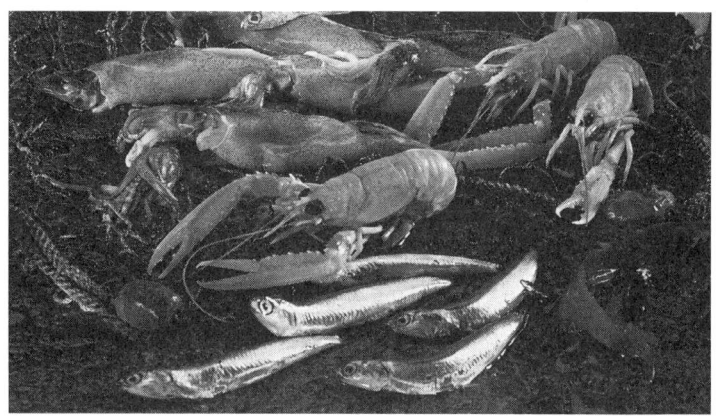

# GESCHMORTE SARDINEN MIT ZITRONE

Für 4 Personen

1 kg frische, mittelgroße Sardinen
2 unbehandelte Zitronen
4 Knoblauchzehen
100 ml Kreta-Olivenöl
Salz
Pfeffer aus der Mühle

1 EL wilder Oregano
4 EL gehackte Petersilie
1 kleine, getrocknete Peperoni
4 Gewürznelken
150 ml trockener Weißwein
150 ml Weinessig

**1** Die Köpfe der Sardinen entfernen, die Fische ausnehmen, waschen und trockentupfen. Zitronen waschen und in dünne Scheiben schneiden, dabei die Kerne entfernen. Knoblauchzehen schälen und fein hacken.

**2** 1 EL Kreta-Olivenöl in einem runden, gusseisernen Bräter von 4 l Fassungsvermögen erhitzen und eine Lage Sardinen hineinlegen. Mit Salz, Pfeffer und etwas Oregano würzen. Etwas Knoblauch und Petersilie darüber streuen und erneut mit einer Lage Sardinen bedecken. Ab der zweiten Lage zusätzlich mit zerbröselter Peperoni und zerstoßenen Gewürzennelken würzen. Zum Schluss eine Mischung aus Wein, Essig und restlichem Kreta-Olivenöl darüber gießen.

**3** Die Sardinen bei starker Hitze zum Kochen bringen, den Topf zudecken und bei schwacher Hitze 10 Minuten garen lassen.

# ROTBARBEN MIT AUBERGINEN
# UND SCHWARZEN OLIVEN    Für 4 Personen

*4 küchenfertige Rotbarben*      *4 Tomaten*
  *(à 250 g)*      *2 – 3 längliche Auberginen*
*Salz*      *einige Tropfen Essig*
*Pfeffer aus der Mühle*      *4 Knoblauchzehen*
*ca. 1 EL Fenchelsamen*      *30 kleine schwarze Oliven*
*Saft von 1 Zitrone*      *1 frischer Thymianzweig*
*150 ml Kreta-Olivenöl*      *10 Basilikumblätter*

**1** Rotbarben waschen, innen und außen mit Salz und Pfeffer würzen und in die Bauchhöhle jeweils einige Fenchelsamen streuen. Auf eine Platte legen und mit Zitronensaft und 20 ml Kreta-Olivenöl beträufeln. Mit Folie bedeckt kühl stellen.

**2** Den Backofen auf 220 °C vorheizen. Tomaten häuten, entkernen und in Stücke schneiden

**3** Auberginen waschen und in 1 cm dicke Scheiben schneiden. Nach und nach wenig Kreta-Öl in einer beschichteten Pfanne erhitzen und die Auberginenscheiben auf beiden Seiten goldbraun anbraten. Mit einigen Essigtropfen ablöschen und auf Küchenpapier legen.

**4** 50 ml Kreta-Olivenöl in einem ovalen Bräter erhitzen und die ungeschälten Knoblauchzehen etwas anrösten. Auberginenscheiben, Rotbarben und Tomaten darüber verteilen. Die Oliven darüber streuen, den Thymianzweig darauf legen und den Bräter in den heißen Backofen stellen.

**5** Nach 5 Minuten die Flüssigkeit abgießen, das restliche Öl darunter rühren und die Rotbarben damit begießen. Mit den fein geschnittenen Basilikumblättern bestreuen und noch einmal für 5 Minuten in den Backofen schieben. Am besten im Bräter servieren.

# FLEISCH, GEFLÜGEL UND SCHNECKEN

## LAMMSTELZEN MIT TOMATEN UND BASILIKUM

Für 4 Personen

*4 Lammstelzen (ca. 1 kg)*
*Salz*
*Pfeffer aus der Mühle*
*8 EL Kreta-Olivenöl*
*800 g Eiertomaten*
*100 g Zwiebeln*
*1 Lorbeerblatt*

*1 Zweig Thymian*
*5 Salbeiblätter*
*2 Nelken*
*1 Knoblauchzehe*
*1 Bund Basilikum*
*je 1 Stückchen unbehandelte*
*Orangen- und Zitronenschale*

**1** Den Backofen auf 180 °C vorheizen. Lammstelzen von Haut und Sehnen befreien und mit Salz und Pfeffer einreiben. 4 EL Kreta-Olivenöl in einem großen Schmortopf erhitzen und die Stelzen auf allen Seiten anbraten. Zugedeckt in den Backofen stellen und etwa 30 Minuten schmoren lassen.

**2** Tomaten häuten und in Stücke schneiden. Die geschälten Zwiebeln in kleine Würfel schneiden. Lorbeerblatt, abgezupfte Thymianblätter, Salbeiblätter und Nelken fein wiegen.

**3** Den Deckel des Schmortopfs abnehmen und die Zwiebeln und Gewürze im Bratfett glasig dünsten. Die Tomaten dazugeben und zugedeckt in gut 1 Stunde fertig garen. Das Fleisch zwischendurch wenden und, falls nötig, mit etwas Wasser begießen.

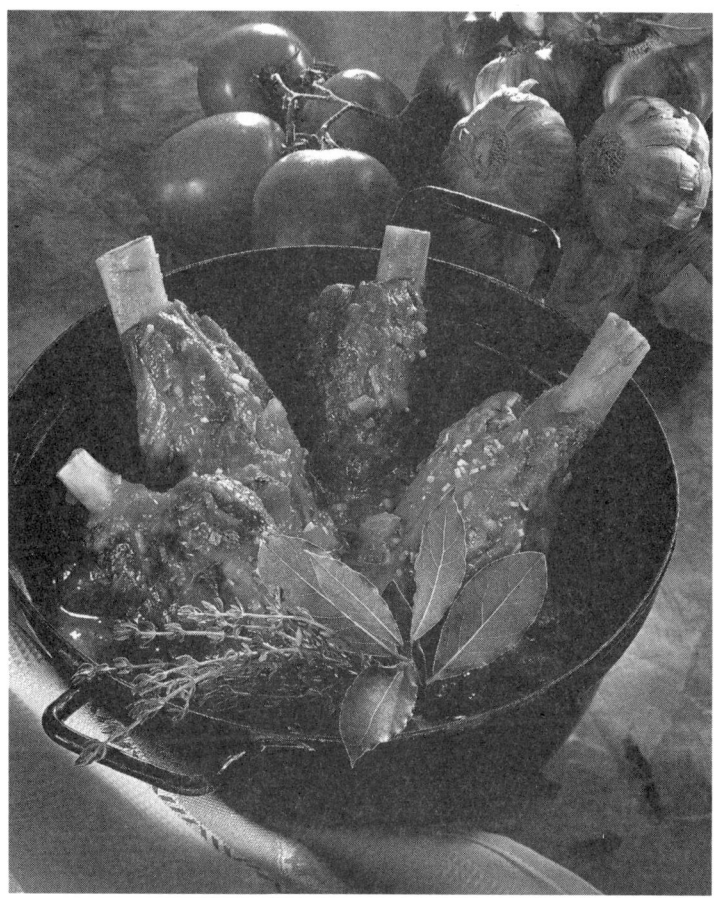

**4** Geschälte Knoblauchzehe, Basilikum und Zitrusschalen fein wiegen und nach und nach das restliche Kreta-Olivenöl mit einem Schneebesen unterschlagen. Die Mischung in die Bratensauce rühren und noch einige Minuten durchziehen lassen.

# LAMMKOTELETTS MIT OLIVEN-SCHAFSKÄSE-KRUSTE

Für 4 Personen

Oliven-Schafskäse-Kruste:
je 1 EL Zucchini- und Auberginen-
    würfel
1 EL Kreta-Olivenöl
20 g Olivenöl-Margarine oder
    Butter
je 1 EL gehackte schwarze und
    grüne Oliven
2 – 3 EL geriebenes Weißbrot
    ohne Rinde
je 1 Msp. fein gehackter Rosmarin
    und Thymian

1 Msp. fein geriebene Knoblauch-
    zehe
roter und schwarzer Pfeffer
    aus der Mühle
1 EL gehackte Petersilie
60 g Fetakäse
Lammkoteletts:
6 Lammkoteletts
Salz, Pfeffer aus der Mühle
1 Knolle frischer Knoblauch
1 Zweig Thymian
3 EL Kreta-Olivenöl

**1** Für die Kruste die Zucchiniwürfel in einer kleinen Pfanne in etwas Kreta-Olivenöl hell anschwitzen, nicht bräunen. Die Auberginenwürfel im restlichen Kreta-Olivenöl kross braten und beides auf Küchenpapier abtropfen lassen.

**2** Margarine oder Butter cremig rühren und Gemüsewürfel, gehackte Oliven und Weißbrotbrösel unterrühren, bis eine geschmeidige Masse entsteht. Mit den Kräutern, Knoblauch und Pfeffer würzig abschmecken und die Petersilie untermischen. Den Fetakäse in kleine Würfel schneiden. Den Grill vorheizen.

**3** Lammkoteletts waschen, trockentupfen und mit Salz und Pfeffer würzen. Die Knoblauchknolle in einzelne Zehen zerteilen und ungeschält mit dem Thymianzweig im erhitzten Kreta-Olivenöl bei mittlerer Hitze anbraten.

**4** Die Lammkoteletts im Knoblauchöl auf beiden Seiten kurz anbraten, auf ein Backblech oder eine feuerfeste Platte legen und die Krustenmasse darauf verteilen. Die Fetakäsewürfel darüber geben und unter dem heißen Grill wenige Minuten gratinieren. Die Lammkoteletts müssen innen noch rosa sein.

**5** Knoblauch aus den Zehen drücken, mit dem Bratfett verrühren, bei Bedarf etwas Wasser dazugießen und durch ein Sieb passieren. Den Knoblauch-Bratensaft zu den Koteletts reichen.

Grüne Bohnen und neue Kartoffeln sind eine feine Beilage zu Lammkoteletts.

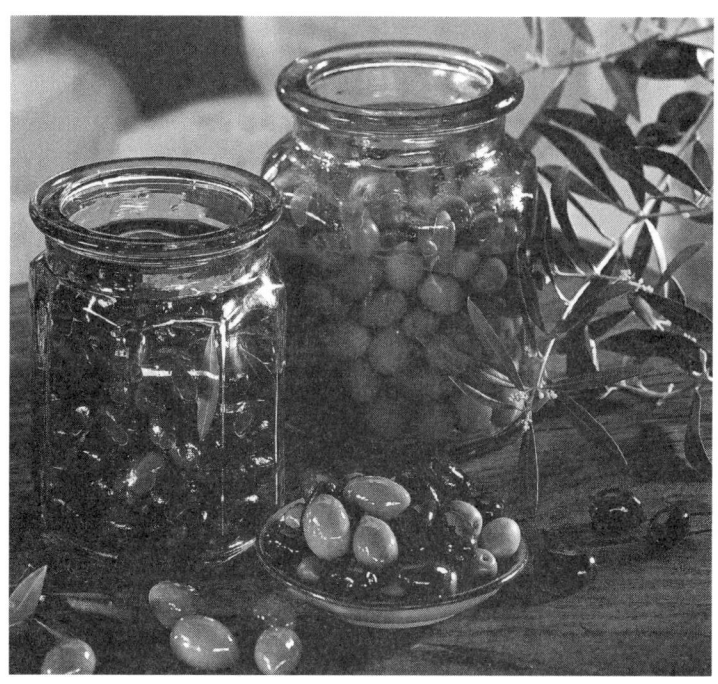

# SAUTÉ VON KANINCHEN
# MIT ARTISCHOCKEN

Für 4 Personen

*1 junges Kaninchen (ca. 1,2 kg)*
*Salz*
*Pfeffer aus der Mühle*
*10 EL Kreta-Olivenöl*
*1 Zweig Rosmarin*

*4 Knoblauchzehen*
*8 kleine Distelartischocken*
*10 kleine Tomaten*
*100 ml Hühnerbrühe*
*1/2 Bund Petersilie*

**1** Das Kaninchen in acht Stücke zerteilen, waschen, trockentupfen und mit Salz und Pfeffer würzen. 6 EL Kreta-Olivenöl in einem großen Schmortopf erhitzen und die Kaninchenteile bei mittlerer Hitze anbraten. Rosmarin und die geschälten, zerdrückten Knoblauchzehen dazugeben und anschwitzen. Zugedeckt bei schwacher Hitze im eigenen Saft etwa 45 Minuten schmoren lassen. Dabei gelegentlich mit dem Bratensaft begießen.

**2** Artischocken putzen, halbieren und das Heu entfernen. Das restliche Kreta-Olivenöl in einer Sauteuse erhitzen und die Artischocken langsam unter Wenden goldbraun braten. Die gehäuteten Tomaten dazugeben, kurz durchschwenken und mit Salz und Pfeffer würzen.

**3** Die fertig gegarten Kaninchenstücke herausnehmen und warm stellen. Den Bratensatz mit Hühnerbrühe ablöschen und etwa um die Hälfte einkochen. Die Kaninchenteile mit dem Gemüse in die Sauce geben, kurz durchziehen lassen und mit der gehackten Petersilie bestreuen.

# GESCHMORTES HÄHNCHEN MIT OKRASCHOTEN UND PAPRIKA

Für 4 – 6 Personen

| | |
|---|---|
| *1 großes fleischiges Hähnchen* | *250 g Tomaten* |
| *(ca. 1,5 kg)* | *je 3 kleine rote und grüne* |
| *Salz, Pfeffer aus der Mühle* | *Paprikaschoten* |
| *1 EL Mehl* | *150 g frische Okraschoten* |
| *1 TL Paprikapulver, edelsüß* | *6 EL Kreta-Olivenöl* |
| *400 g Zwiebeln* | *300 ml Hühnerbrühe* |

**1** Das Hähnchen waschen, trockentupfen und in acht Stücke teilen. Salz, Pfeffer, Mehl und Paprika vermischen, die Geflügelteile damit bestäuben und in das Fleisch einmassieren.

**2** Zwiebeln schälen, halbieren und in feine Streifen schneiden. Tomaten häuten, entkernen und in kleine Würfel schneiden. Paprikaschoten waschen, halbieren, Stängelansätze und Kerne entfernen und die Hälften in feine Streifen schneiden. Die Okraschoten vorsichtig waschen und halbieren. Den Backofen auf 200 °C vorheizen.

**3** 2 EL Kreta-Olivenöl in einem Schmortopf erhitzen und die Zwiebelstreifen darin glasig dünsten. Das restliche Kreta-Olivenöl in einer Pfanne erhitzen und die Geflügelteile darin scharf anbraten. Herausnehmen und auf die Zwiebeln setzen. Tomatenwürfel dazugeben und so lange in den Backofen stellen, bis die Flüssigkeit verdampft ist. Dann die Paprikastreifen untermischen, mit Hühnerbrühe aufgießen und zugedeckt weitere 10 Minuten garen. Zum Schluss die Okraschoten vorsichtig untermischen und in 15 Minuten fertig garen.

# SCHMORHÄHNCHEN MIT ZWIEBELN

Für 4 Personen

*1 fleischiges Hähnchen (ca. 1,5 kg)*
*Salz*
*Pfeffer aus der Mühle*
*2 – 3 EL griffiges Mehl*
*600 g Gemüsezwiebeln*
*50 ml Olivenöl*
*100 ml Kreta-Olivenöl*

*1 ganze Knoblauchknolle*
*je 1 Zweig Thymian und*
  *wilder Oregano*
*1 Lorbeerblatt*
*1/4 l fruchtiger Weißwein*
*1/2 l Hühnerbrühe*
*1 Hähnchenleber*

**1** Das Hähnchen waschen, trockentupfen und in 60 – 70 g schwere Stücke schneiden. Mit Salz und Pfeffer würzen, in Mehl wenden und überschüssiges Mehl gut abschütteln. Die Gemüsezwiebeln schälen und in Scheiben schneiden.

**2** Olivenöl in einem Schmortopf erhitzen und die Hähnchenteile darin etwa 4 Minuten auf jeder Seite goldgelb anbraten. Herausnehmen und auf Küchenpapier abtropfen lassen. Das Bratfett abgießen.

**3** Das Kreta-Olivenöl im Schmortopf erhitzen und die Zwiebelscheiben anschwitzen, ohne dass sie Farbe annehmen. Die Hähnchenteile, die ungeschälte Knoblauchknolle und die zusammengebundenen Kräuter dazugeben und mit Weißwein ablöschen. Etwas einkochen lassen, mit Hühnerbrühe aufgießen und etwa 30 Minuten schmoren lassen.

**4** Knoblauchknolle und Kräuter herausfischen. Die Hähnchenleber im Mörser fein zerreiben, mit etwas Bratensaft glatt rühren und die Sauce damit binden. Nicht mehr kochen lassen.

# SCHNECKEN MIT ARTISCHOCKEN UND FRISCHEN DICKEN BOHNEN

Für 4 Personen

*2 Schalotten*
*3 – 4 junge Knoblauchzehen*
*120 ml Kreta-Olivenöl*
*500 g ausgelöste, gekochte*
  *Schnecken*
*400 g dicke, frische Bohnenkerne*

*Salz, Pfeffer aus der Mühle*
*2 Zweige frisches Bohnenkraut*
*$1/_4$ l Hühnerbrühe*
*8 kleine Artischocken*
*Saft von $1/_2$ Zitrone*
*2 EL gehackte Petersilie*

**1** Schalotten und Knoblauch schälen, in kleine Würfel schneiden und in 80 ml erhitztem Kreta-Olivenöl glasig dünsten. Schnecken und Bohnenkerne dazugeben und 5 Minuten anschwitzen. Salzen und pfeffern, Bohnenkraut dazugeben und mit Hühnerbrühe aufgießen. Zugedeckt bei schwacher Hitze weich köcheln lassen.

**2** Artischocken putzen, vierteln und das Heu entfernen. In Zitronenwasser legen, bis alle Artischocken geputzt sind. Das restliche Kreta-Olivenöl in einer Pfanne erhitzen und die Artischocken langsam unter Wenden goldbraun braten.

**3** Artischocken unter das Schnecken-Bohnen-Gericht mischen und mit Petersilie bestreut servieren.

# SCHNECKEN MIT ZUCCHINI
# UND KNOBLAUCH

Für 4 Personen

*3 kleine Zucchini*
*400 g Kartoffeln*
*400 g Tomaten*
*1 Zwiebel*
*3 – 4 Knoblauchzehen*
*100 ml Kreta-Olivenöl*

*500 g ausgelöste, gekochte*
   *Schnecken*
*Salz*
*Pfeffer aus der Mühle*
*1/2 TL frische Thymianblätter*
*2 EL gehackte Petersilie*

**1** Zucchini waschen, Kartoffeln schälen und waschen und beides in 2 cm große Würfel schneiden. Die Tomaten enthäuten, entkernen und in Stücke schneiden. Zwiebel und Knoblauch schälen und in kleine Würfel schneiden.

**2** 80 ml Kreta-Olivenöl in einem Schmortopf erhitzen und Zwiebel- und Knoblauchwürfel glasig dünsten. Die Kartoffeln dazugeben, einige Minuten anbraten und die gut abgetropften Schnecken hinzufügen. Die Tomaten untermischen und mit Salz und Pfeffer würzen. Zugedeckt bei schwacher Hitze köcheln lassen, bis die Kartoffeln weich sind.

**3** Das restliche Kreta-Olivenöl in einer Pfanne erhitzen und die Zucchiniwürfel unter Schütteln der Pfanne goldgelb braten. Mit Salz, Pfeffer und Thymian würzen und unter das Schneckenragout mischen. Mit Petersilie bestreut servieren.

# SCHNECKENRAGOUT
# MIT FENCHEL

Für 4 Personen

| | |
|---|---|
| *1 kleine Fenchelknolle* | *Salz* |
| *1 Schalotte* | *Pfeffer aus der Mühle* |
| *1 Knoblauchzehe* | *100 ml trockener Weißwein* |
| *2 Tomaten* | *5 – 6 Estragonblätter* |
| *6 EL Kreta-Olivenöl* | *10 Basilikumblätter* |
| *48 kleine ausgelöste, gekochte* | *2 Zweige Petersilie* |
| *Schnecken* | |

**1** Die Fenchelknolle putzen, das Grün entfernen und aufbewahren. Den Fenchel, die geschälte Schalotte und Knoblauchzehe in sehr kleine Würfel schneiden. Tomaten häuten, entkernen und ebenfalls in Würfel schneiden.

**2** 4 EL Kreta-Olivenöl in einem Schmortopf erhitzen und die Fenchel-, Schalotten- und Knoblauchwürfel andünsten, ohne dass sie Farbe annehmen. Die Schnecken dazugeben und kurz anschwitzen, dann die Tomatenwürfel untermischen. Mit Salz und Pfeffer würzen. Mit Wein aufgießen und etwas einkochen lassen.

**3** Kräuter und Fenchelgrün fein schneiden, mit dem restlichen Kreta-Olivenöl verrühren und unter das Ragout mischen.

Zu diesem feinen Ragout reichen Sie am besten geröstetes Knoblauchbrot.

# DESSERTS

## JOGHURTTÖRTCHEN MIT HONIG, TRAUBEN UND WALNÜSSEN

Für 4 Personen

Joghurttörtchen:
*400 g Sahnejoghurt*
*50 g Zucker*
*Saft und Schale von 1/2 Zitrone*
*4 Blatt weiße Gelatine*
*2 EL geschlagene Sahne*

Außerdem:
*je 100 g weiße und blaue Trauben*
*2 EL dünnflüssiger Honig*
*2 EL Weißwein*
*1 EL brauner Zucker*
*16 Walnusshälften*

**1** Sahnejoghurt mit Zucker, Zitronensaft und Zitronenschale so lange rühren, bis sich der Zucker aufgelöst hat. Die Gelatine in reichlich kaltem Wasser einweichen, ausdrücken und lauwarm auflösen. Mit etwas Joghurt verrühren, unter die Joghurtmasse rühren und die geschlagene Sahne unterziehen.

**2** Kleine Förmchen mit kaltem Wasser ausspülen und die Joghurtcreme einfüllen. Im Kühlschrank erstarren lassen.

**3** Trauben waschen, halbieren und entkernen. Honig und Weißwein erhitzen und die Trauben darin kurz erhitzen. Beiseite stellen.

**4** Den Zucker in einer Pfanne karamellisieren lassen und die Walnusshälften wenige Minuten rösten. Ebenfalls abkühlen lassen.

**5** Die Förmchen auf Teller stürzen, mit den Honig-Trauben umkränzen und mit Walnüssen garnieren.

# MANDEL-DATTEL-RAUTEN   Für 10 – 12 Personen

| | |
|---|---|
| 200 g Honig | 200 g Bitterkuvertüre |
| 250 g Mandeln | 200 g Zucker |
| 250 g Haselnusskerne | 3 Eiweiß |
| 150 g getrocknete Datteln | 10 große rechteckige Oblaten |

**1** Den Honig über einem Wasserbad etwa 1 Stunde köcheln lassen. Mandeln und Haselnüsse hacken und im heißen Backofen rösten. Die Datteln in Würfel schneiden. Die Kuvertüre über einem Wasserbad auflösen. Zucker mit 2 EL Wasser sirupartig einkochen, dann abkühlen lassen.

**2** Das Eiweiß langsam schaumig schlagen, dabei den abgekühlten Sirup einlaufen lassen und so lange weiterschlagen, bis die Masse schnittfest und glänzend ist.

**3** Mandeln, Haselnüsse, Datteln und Kuvertüre mit dem Honig vermischen, das steif geschlagene Eiweiß unterziehen und die Masse 3 mm dick auf fünf Oblaten streichen. Mit den restlichen Oblaten bedecken und abkühlen lassen.

**4** Die Oblaten mit einem scharfen Messer in kleine Rauten schneiden.

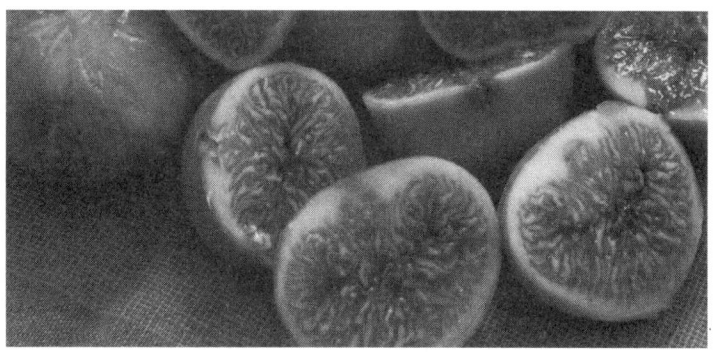

# PFIRSICH IN DER FOLIE GEGART MIT HONIGSABAYON

Für 4 Personen

Pfirsiche:
4 kleine Pfirsiche
40 g Butter
4 Scheiben von 1 unbehandelten
   Orange
Mark von 1 Vanilleschote
1 TL gemahlener Zimt
1 Msp. gemahlene Gewürznelken

2 EL Akazienhonig
4 kleine Zweige Zitronenthymian
Honigsabayon:
50 g Akazienhonig
1/8 l Sahne
3 Eigelb
2 EL Metaxa

**1** Den Backofen auf 200 °C vorheizen. Die Pfirsiche halbieren und entsteinen. Vier Blätter Alufolie mit etwas Butter ausfetten und jeweils eine Orangenscheibe darauf legen. Die Gewürze darauf verteilen und jeweils zwei Pfirsichhälften darauf setzen. Mit Honig beträufeln, je ein Thymianzweiglein und etwas Butter darauf geben. Die Alufolie dicht verschließen, die Päckchen auf ein Backblech legen und für 15 Minuten in den Backofen schieben.

**2** Für das Sabayon alle Zutaten in eine Metallschüssel geben und im Wasserbad bei mäßiger Hitze dickschaumig aufschlagen. Dann über einer Schüssel mit Eiswürfeln kalt schlagen.

**3** Die Pfirsiche auf vier Teller verteilen und mit dem Sabayon servieren.

# HONIGGEBÄCK MIT WALNÜSSEN UND FEIGEN

Für 8 – 10 Personen

*200 ml neutrales Öl*
*100 g Zucker*
*50 ml Wasser*
*1 TL Honig*
*100 ml frisch gepresster*
  *Orangensaft*
*je ½ TL Ammoniak und Backpulver*
*etwas abgeriebene unbehandelte*
  *Orangenschale*
*je ½ TL gemahlener Zimt und ge-*
  *mahlene Nelken*

*50 g grob gehackte Walnüsse*
*50 g fein gehackte getrocknete*
  *Feigen*
*ca. 600 – 650 g Mehl*
*Sirup:*
*100 ml Wasser*
*100 g Zucker*
*100 g Honig*
*Außerdem:*
*2 – 3 EL grob gehackte Mandeln*
*Zimt nach Geschmack*

**1** Den Backofen auf 200 °C vorheizen. Öl mit Zucker, Wasser, Honig und Orangensaft verquirlen und nach und nach die übrigen Zutaten unterrühren. So viel Mehl unterkneten, bis ein formbarer Teig entsteht. Längliche, fingerdicke Plätzchen formen und im heißen Backofen goldbraun backen.

**2** Wasser, Zucker und Honig in eine Sauteuse geben und bei schwacher Hitze sirupartig einkochen lassen.

**3** Die gebackenen Plätzchen etwa 1 Minute in den heißen Sirup tauchen, mit Mandeln und Zimt bestreuen und auf einem Kuchengitter abkühlen lassen.

# DANKSAGUNG

Ein besonderer Dank gilt Herrn Prof. Dr. med. Stefan von Sommoggy, Chefarzt der Spezialabteilung für Gefäßchirurgie und Gefäßkrankheiten am Behandlungszentrum Vogtareuth. Diese Spezialabteilung ist eine der modernsten Institutionen Deutschlands für Gefäßerkrankungen (Venen und Arterien). Herr Prof. von Sommoggy stellte uns die neuesten Verfahren in Diagnostik und Therapie zur Verfügung und lieferte die entsprechende Literatur. Bei besonderen Fragen zu Gefäßerkrankungen können Sie die Infoline des Behandlungszentrums oder die Internetinformation benutzen.
Infoline: 0 80 38 / 90 13 10
Internet:
www.behandlungszentrum.de
www.bhz/vogtareuth.de

# BEZUGSQUELLEN

## VERSAND VON KRETISCHEM OLIVENÖL

Feinkost Käfer GmbH
Prinzregentenstr. 73
81675 München
Tel.: 0 89 / 4 16 80
Fax: 0 89 / 4 16 86 71

Alle Karstadt-Delikatessen-
abteilungen

Feinkost Spar Schulz
Hauptstr. 2 – 4
21465 Wentdorf b. Hamburg
Tel.: 0 40 / 7 20 19 98

Früchte Altgassen
Tonhallenpassage
47051 Duisburg
Tel.: 02 03 / 2 45 45

Delikatessen Backhaus
Königstr. 49
30175 Hannover
Tel.: 05 11 / 34 50 28

Schlemmermarkt Freund
Holtenauerstr. 70 – 72
24105 Kiel
Tel.: 04 31 / 57 02 00

Delikatessen Stollmann
Cheruskerstr. 106
40545 Düsseldorf
Tel.: 02 11 / 55 20 88

Weinhaus Lindenthal
Geibelstr. 33
50931 Köln
Tel.: 02 21 / 4 06 15 23

Langer Käse und Feinkost
Ziegenstr. 20
90482 Nürnberg
Tel.: 09 11 / 54 11 20

Feinkost Wagenbach
Im Prüfling 46
60389 Frankfurt
Tel.: 0 69 / 45 29 66

Feinkost Hannes
In der Grub 36
88131 Lindau
Tel.: 0 83 82 / 2 35 85

Delikatessen Scheidek
Hussenstr. 8
78462 Konstanz
Tel.: 0 75 31 / 2 72 08

Feinkostmetzgerei Obitz
Ludwig-Kirsch-Str. 3
10719 Berlin
Tel.: 0 30 / 8 81 96 71

Erste Münchner
Essig & Öl Compagnie
Blumenstraße 1
80331 München
Tel. 0 89 / 2 60 62 54

## VERSAND VON KRETISCHEM OLIVENÖL, KRETISCHEN SPEZIALITÄTEN

»Creta Olive Oil«
Export
Schisma Elounda
Ag. Nikolaos – Crete – Greece
Tel.: 00 30 / 9 46 / 3 07 06

Fa. Health 2000
Birkenstr. 9
84174 Eching
Tel. + Fax: 0 87 09 / 9 53 84
E-Mail:
health.2000@arcormail.de

## INFORMATIONEN ZU BEZUGSQUELLEN UND KRETAPRODUKTEN

HoBo Media GmbH
Kyrmannstr. 30
85051 Ingolstadt

# SACHREGISTER

# REZEPTREGISTER